Carlos Cuauhtémoc Sánchez

LOS FANTASMAS DEL ESPEJO

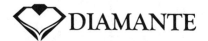

ISBN 978-607-7627-74-6

Derechos reservados:

D.R. © Carlos Cuauhtémoc Sánchez. México, 2008.

D.R. © Ediciones Selectas Diamante, S.A. de C.V. México, 2008.

Mariano Escobedo No. 62, Col. Centro, Tlalnepantla Estado de México, C.P. 54000. Miembro núm. 2778 de la Cámara Nacional de la Industria Editorial Mexicana.

Tels. y fax: (0155) 5565-6120 y 5565-0333

Lada sin costo: 01-800-888-9300 EU a México: (011-5255) 5565-6120 y 5565-0333 Resto del mundo: (0052-55) 5565-6120 y 5565-0333

Correo electrónico: informes@esdiamante.com

ventas@esdiamante.com

Diseño de portada: LDG Manuel Espidio Barragán

www.carloscuauhtemoc.com

www.editorialdiamante.com

facebook.com/editorialdiamante facebook.com/carloscuauhtemocs

youtube.com/gpoeditorial twitter.com/ccsoficial

twitter.com/editdiamante

IMPRESO EN MÉXICO / PRINTED IN MEXICO

ÍNDICE

PRIMERA PARTE

NOVELA

INTRODUCCIÓN

Puesto que los sentimientos no pueden inventarse, mi principal obstáculo como escritor no ha sido crear historias, sino descubrir la esencia emocional de personajes reales.

Sólo esa fuente inagotable de palpitaciones emergidas desde el corazón de los lectores que me confían sus problemas ha podido solventar mi necesidad de personajes "vivos".

En el caso de este libro, eso sucedió de manera remarcable.

Desde hace un par de años supe que debía escribir sobre *trastornos alimentarios*. Era apremiante, de urgencia inusitada, y aunque contaba con infinidad de testimonios sobre el tema, la mayoría eran redundantes o anodinos. Me faltaba el *alma* de alguien que hubiera atravesado ese sendero y supiera explicarlo desde las entrañas. Entonces (como caída del cielo), apareció María Fernanda Lange. Su substancia me cautivó. Tenía una mentalidad legítima, con la evidencia medular del problema. Gracias a ella pude detallar la forma en que emociones y pensamientos emergidos de un cerebro sano llegan a transformarse hasta la más profunda degradación. Es interesante por cuanto tiene de aterrador: a cualquiera nos puede ocurrir.

María Fernanda pensó cada idea y vivió cada desazón relatada en estas páginas. Ella conoció a los fantasmas del espejo. Les habló cara a cara. Los descubrió tal cual son. Mi trabajo fue vestir el núcleo con una historia nueva para proteger su vida personal. Hicimos un buen equipo. Tanto María Fernanda como yo tenemos la misma preocupación. Anhelamos publicar un libro que sea útil para denunciar el mal que nos acecha, ayudar a cuantos lo están sufriendo y advertir a quienes no lo han padecido.

Ha llegado el momento en que toda la sociedad esté alerta para luchar y acabar con esas entidades que esclavizan y matan a miles de personas cada año. *Los fantasmas del espejo.*

1

LA SIRENITA

Hoy cumplo quince años.

Hace un par de horas mamá me ayudó a ponerme este vestido asfixiante. Tiene largas cintas cruzadas en la espalda. Precisó jalar con mucha fuerza para cerrarlo. Lo logró; no pude creerlo cuando me miré al espejo. ¡Tenía una cintura diminuta! Mamá me felicitó y yo sentí una mezcla de alegría y odio.

Desde pequeña fui una niña llenita, pero ¿qué bebé rolliza no es hermosa? Nunca adelgacé, y al llegar a la pubertad mi madre me criticaba por estar un poco ancha; a mí no me importaba, sin embargo, cuando se acercó la fecha de mis quince años me convenció de que este día yo debía ser la más hermosa y delgada de la fiesta. Me compró un vestido de talla menor a la mía y lo colgó en el pasillo para motivarme a adelgazar. Ahora estoy aquí, sentada en medio del salón, respirando despacio y tratando de relajarme para disminuir mi consumo de oxígeno; no puedo entrar en pánico.

—Queridos invitados, ésta es una noche mágica. Bibiana la ha esperado ansiosamente. Siempre soñó con mostrar al mundo su belleza y gracia. La tienen aquí. ¡Véanla! Antes era gordita, pero ha bajado de peso. Se ha puesto muy linda, ¿no lo creen? Frente a ustedes, amigos y familiares, ¡una niña se está convirtiendo en mujer! ¡Una flor se está abriendo y hoy nos llena con su fragancia!

Aprieto los dientes y sonrío. ¿Qué rayos le pasa a mamá? ¿Cómo se atreve a decir esa sarta de cursilerías ante el micrófono? Cuando me quite la camisa de fuerza, todos se darán cuenta de que sigo siendo fofa.

—Ahora —prosigue—, mi exesposo, el padre de Bibiana, va a decir unas palabras.

¿Es mezquina o estúpida? ¿Para qué hace aclaraciones innecesarias? La mayoría de los invitados saben que ellos se divorciaron, pero a los demás ¿qué les importa?

Baja del estrado con los compases de aristocracia que la caracterizan mientras su *exesposo* sube por el lado opuesto.

Los altavoces emiten un chillido desagradable.

Papá no se inmuta.

Tiene una personalidad imponente.

Comienza a hablar. Sus palabras resuenan emergiendo de un amplificador ecualizado para la rumba y no para la oratoria. Aun así, las frases se entienden con claridad.

—Bibiana —trato de mirarlo a los ojos para concentrarme—, cuando eras chiquita le tenías miedo a la oscuridad. Me despertabas a medianoche y yo trataba de calmarte, ¿te acuerdas? Sólo podías dormirte si veías una película. Siempre pedías la misma. Con el paso del tiempo, en tus crisis nocturnas, ya ni siquiera te preguntaba. Encendía las luces, íbamos al cuarto de televisión y te ponía *La sirenita*. Sabías los diálogos de memoria. Entonces dejé de decirte *Bibiana* y te convertiste en mi sirenita. Hoy, Sirenita, linda, quiero decirte que siempre te tengo en mi memoria y en mis oraciones. Frente a toda esta gente te digo que te quiero. Ahora que ya no vivo contigo, he aprendido a valorar lo que significas para mí.

Agacho la cabeza. Pasa por mi mente la idea de correr a hacia él, pero ¿qué dirán los invitados? Por fortuna papá baja del estrado. Lo abrazo. Se escuchan aplausos.

El cantante de la orquesta, un hombrecillo extraño, se comide para fungir como maestro de ceremonias; modula con voz gangosa.

—¡Qué conmovedora escena! Sigamos nuestro programa y aprovechemos el momento para que la Sirenita baile el tradicional vals con su padre, el rey Tritón —risas del público, el locutor se disculpa con papá—. Perdón por el atrevimiento, ¿podemos decirle *Sirenita* a la quinceañera? Nos suena más original...

Papá asiente como quien da su consentimiento para el uso de un nombre registrado. Me desagrada la anuencia. Ese apodo es privado. Sólo nuestro.

Se escucha el vals.

Es un *collage* que yo misma hice combinando la música de películas clásicas que me gustan: *Titanic, El guardaespaldas, Pide al tiempo que vuelva* y *Un amor para recordar.*

Papá me conduce con suavidad hacia el centro de la pista. Mi movilidad es escasa. Aun así, procuro bailar con gracia.

Muy a pesar de la forma en que mamá lo dijo, es verdad: he esperado esta noche durante años. Me encanta sentirme admirada. Me fascina abrazar a papá y soñar que ha vuelto.

—Te ves muy hermosa hoy. Hice un largo viaje para estar a tu lado.

—Gracias —no digo más, sólo pienso: "Heme aquí bailando con un hombre alto, apuesto y corpulento que dice ser mi padre. La última vez que lo vi yo tenía sólo seis años de edad. Ya ni siquiera recordaba su rostro, pero ¡cómo he pensado en él! ¿Por qué tuvo que irse? ¿Éste es mi papá? Vean todos. ¡Tengo papá!".

—¿En qué piensas, Sirenita?

—En nada.

El maestro de ceremonias emprende la lectura de nombres para que los invitados más cercanos bailen conmigo.

—Solicitamos la presencia del señor Rufino Pérez.

Papá cede su puesto a mi tío abuelo. Comienza el desfile de ancianos expertos en danzón y chachachá. Son anticuados pero elegantes y buenos bailarines de vals. Después pasan mis primos, tiesos, arrítmicos y punketos, vestidos con corbatas mal anudadas y trajes zancones que sólo usan en los velorios.

Aparece Aurelio.

El esposo actual de mi madre.

¿Pretende bailar conmigo? ¡Yo no lo puse en la lista! Nadie lo requirió. ¿Viene por su propia cuenta? Me toma de la cintura y comienza a oscilar como campana en el mismo sitio. No mueve los pies. Las manos le sudan.

—¿Por qué estás tensa, hija?

—No me digas "hija". Ya conociste a mi verdadero padre.

—Veo que pudiste entrar en tu vestido. Te felicito.

Giro la cabeza para mirar hacia otro lado.

—Ahora, queridos amigos —dice el tipo del micrófono—, los invitamos a tomar sus asientos para presenciar dos bailes modernos preparados por la Sirenita.

Suelto a mi padrastro y camino hacia los sanitarios. Mamá va detrás de mí. En el trayecto me topo con Magali, la chica más popular de la secundaria. Viene peinada con un chongo ridículo.

—Que bien te ves, "Sirenita". Luces espectacular.

—No te burles.

—Estoy hablando en serio. ¿Te pusiste a dieta? Cuéntame.

—Luego.

Paso de largo. Entro al baño. Mamá me sigue. Desata las agujetas de mi vestido y siento cómo mi tórax se ensancha.

Al fin puedo respirar.

—¿Qué van a decir los invitados ahora que descubran mis lonjas?

—No te preocupes. Tu vestido moderno también las disimula.

—¿Tienes un chocolate? Me estoy muriendo de hambre.

—Ni se te ocurra.

Durante dos semanas he llevado una dieta de emergencia. Mamá dice que funciona de maravilla. Cuando se iba a casar con mi padre tenía miedo de verse gorda en la ceremonia, así que siguió ese régimen y bajó dos tallas. También la usa cada año antes de las vacaciones de verano para poder lucir bikinis. Dice que cargamos el sobrepeso en los genes. Es nuestra maldición. Mis tías y abuelas son gordas. Mamá no. Yo tampoco. Por lo menos no hoy.

Me pongo el atuendo para el baile moderno. Aunque también ha sido confeccionado de forma estrecha, al menos no tiene cintas en la espalda. Salgo a la pista. Mis chambelanes están listos. El nerviosismo nos traiciona. Perdemos el ritmo y nos equivocamos varias veces. Al final, de todos modos la gente aplaude. Corro al baño a cambiarme otra vez. Estoy extenuada. El corazón me late en las sienes. Ahora usaré una muda de mezclilla. Me deshago del vestido y alcanzo los pantalones. Trato de ponérmelos. Se me atoran en la cadera. Hago un esfuerzo para subirlos. No lo logro.

—**Tranquilízate. Tal vez si te sientas...**

Obedezco. Comienzo debatiéndome sobre la banca y termino acostada. Me contoneo. Pujo. Grito. ¡Un calambre en la pierna derecha! Mamá se desespera.

—¡No más comida grasosa, hija! ¡Mira, qué vergüenza!

—Estoy débil.

—Es por el nerviosismo. Se te quitará en cuanto bailes.

Al fin logro vestirme. Voy al espejo. Me veo pálida. Tengo la boca seca. El corazón sigue latiéndome en las orejas. Me falta el aire. ¿Qué sucede? La gente espera. ¡Ánimo! Salgo hacia el corredor y entro al escenario de nuevo. Se escucha la música. Comienzo a bailar. Estoy mareada. Redoblo el esfuerzo, pero mi sonrisa se congela al momento en que escucho el golpe de mi cráneo chocando contra el piso.

2

HOMBRES DE NEGRO

—¡Estúpida! ¡Ve lo que estás provocando!

—No me hables así. Yo no hice nada.

—¡Pusiste a dieta a Bibiana!

—Ella quiso. Además, ¿a ti, qué? Ya no vives con nosotras. Nos abandonaste.

—¡Soy padre de esta niña! El doctor dice que quizá está anémica por tu culpa.

—¡Ese señor no es doctor! Es un tonto enfermero.

—Como siempre, insultando a la gente. Todos aquí se están dando cuenta de por qué te dejé. ¡Pobre de tu marido actual!

—¡Tú no me dejaste! Huiste de la policía, que es muy diferente. De seguro todavía te buscan.

—¡La policía es mi amiga! Demostré mi inocencia. Soy una persona de bien. Si estás matando de hambre a Bibiana, voy a demandarte. Conseguiré la sentencia de un juez para que ella viva conmigo.

Veo borrosamente.

Hay un enorme grupo de personas a mi alrededor. En primer plano, dos jóvenes vestidos con bata blanca. Detrás de ellos, mis padres contendiendo. Reconozco los candelabros suspendidos sobre nosotros. Todavía estoy en el salón. Mi fiesta de quince años ha dado un giro desafortunado.

—Tranquilícense, señores. Por favor. La niña se está despertando.

Mi padre, del lado izquierdo. Alzo los brazos para detenerme de su cuello. Estoy aturdida.

—Chiquita. Sirenita...

Quisiera decirle que no debe culpar a mamá de mi desmayo, pues yo fui quien me puse a dieta; he luchado por no seguir siendo la obesa de la escuela. Pero también quisiera susurrarle al oído que escuché la discusión y anhelo con toda el alma irme con él a su casa.

—Papá, no me dejes.

—Yo vivo en otro país, pe... pero... —tartamudea—. Si quieres te llevo conmigo. Puedo arreglarlo.

Detecto su indecisión.

¿No lo dijo en serio? ¿Sólo estaba rivalizando con mi madre?, ¿luciéndose frente a los entrometidos? Cierro los ojos. Cómo quisiera explicarle que Aurelio es un morboso haragán que no pierde la oportunidad de mirarme el trasero. Una vez lo escuché cantar que las gordas tienen todo y un poquito de más, y que él disfruta ese poquito extra. Es un vulgar, manipulador y mantenido. Yo no necesito un padrastro. Por lo menos no a *ése*. Quiero a un padre. A mi padre...

—Sirenita, de verdad, sólo dímelo y veré la forma de llevarte conmigo a Estados Unidos. Te conseguiré escuela y juntos formaremos una familia...

Mamá se acerca y le grita.

—¡La estás martirizando! ¡Déjala! ¡Es su fiesta de quince años! ¿Qué recuerdos le van a quedar?

Reconozco entre la masa a varios amigos. También a Magali; la presumida. Unos están afligidos. Otros, contentos.

Papá lanza un ultimátum.

—Ya lo dije: ¡quiero que le hagan un examen de salud a Bibiana! Si está desnutrida, *alguien* tendrá serios problemas legales.

Lo suelto. ¡Ya ha sido suficiente!

—Necesito ir al baño.

Camino tambaleándome. Entro a un privado con inodoro. Pongo el seguro. Escucho los pasos de mi madre, que llega corriendo.

—¿Estás bien?

—Sí. ¡Déjame en paz!

Después de varios minutos, salgo. No hay nadie cerca. Me lavo la cara. Rechazo la idea de regresar a la "fiesta". Avanzo sigilosamente hacia la calle. Los vigilantes, desconcertados, me observan pasar junto a ellos. Llego a la acera y me apoyo en un automóvil que está frente al salón. Escucho que se abren las portezuelas. Levanto la vista. Cuatro sujetos vestidos con traje negro se acercan a mí por ambos costados.

Retrocedo. Aunque es de noche, ridículamente dos de ellos usan lentes oscuros.

—¿Tú eres Bibiana?, ¿la quinceañera?

—Sí...

—¿Ya terminó el evento? ¿Dónde están tus papás?

Esto no me gusta. Trato de volver al salón. Los vigilantes han dado aviso a los invitados sobre mi furtiva escapadita. Llegan varios primos y tíos seguidos de mis padres.

Los cuatro sujetos de traje oscuro van directo hacia papá. Él se pone tenso. Mira hacia los costados como pensando en cambiar de ruta. No puede. Le muestran unos documentos.

Los invitados me conducen de vuelta al salón, como protegiéndome. Papá se queda hablando con esos señores.

Me invade el pánico.

—¿Papá? ¡Ven conmigo!

—Dame un minuto, hija. Ahora te alcanzo.

Todo parece volver a la normalidad. Mi fiesta continúa. La orquesta sigue tocando. Permanezco inmóvil. Papá ha dejado su saco sobre una silla. Espero que regrese. No lo hace. Mis primos me invitan a bailar. Les digo que tengo dolor de cabeza. Es verdad.

Tomo el saco abandonado y lo doblo para meterlo en la bolsa de mi vestuario.

Los invitados comienzan a despedirse. Hay demasiados murmullos alrededor. Percibo cómo la gente se compadece de mí. Ha sido una fiesta deslucida. Todos la recordarán por mi desmayo, la discusión enconada de los divorciados y la nueva desaparición del padre advenedizo.

Camino a casa, sollozo.

Mamá trata de consolarme. No la escucho. En cuanto llegamos, corro a mi habitación.

En la bolsa interior del saco de mi padre hay una cartera y un sobre abultado.

Apenas me encierro, pongo todo en la cama. El sobre contiene dólares. Los veo a contraluz. En la cartera hay una licencia de manejo y dos tarjetas de crédito a nombre de un norteamericano. Luego descubro lo más impresionante. Tardo en digerirlo. ¿Qué significa esto? ¿Mi papá se hace pasar por otra persona? ¡La licencia de conducir tiene su fotografía y el mismo nombre anglosajón de las tarjetas! ¿Usa una identidad falsa? ¿Cómo lo logró? ¿Y para qué?

Son las cuatro de la mañana. Suena el teléfono. Aún estoy enajenada frente a los documentos apócrifos cuando mamá toca la puerta.

—Bibiana lo tiene —la escucho decir como defendiéndose—, ella tomó el saco —vuelve a tocar—. ¡Abre! Te llama tu padre.

Giro la llave y arrebato el teléfono.

—¿Sí? ¿Papá? ¿Dónde estás?

—Hija, me detuvieron. Es una confusión. Tratan de imputarme cargos por el accidente de tránsito que tuvimos hace nueve años. ¡Pero eso ya está arreglado!

—Tengo tu cartera. Encontré una licencia y tarjetas de crédito muy extrañas.

—¡Guarda todo eso, por tu vida! Luego me las das. Ya te explicaré. Sirenita, sé que he sido un mal padre, porque ni siquiera te he mandado dinero. Pero he estado ahorrando durante mucho tiempo y te traje algo. En el saco había un sobre. ¿Lo tienes?

—Sí.

—¡Qué alivio! Mira. Contiene cinco mil dólares y una nota de felicitación. Es tu regalo de cumpleaños. No suple mi ausencia, lo sé, pero quise darte una pequeña muestra de cuánto te quiero. Eres mi única hija y pienso mucho en ti.

—Papá, ¿dónde estás? Déjame ayudarte.

—No te preocupes. Voy a resolver este asunto en un par de días. Entonces iré a verte. Pero, linda, perdóname por lo que te voy a decir. ¡Vas a tener que prestarme tu dinero! ¡Luego te lo repongo!

—¡Por supuesto! ¿A quién se lo doy?

—A mi abogado. Se llama Lince Lara. Mañana va a pasar a verte. Amor, tengo que colgar. Cuídate mucho. Y come, por favor. No quiero saber que estás anémica.

Se escucha el tono de la comunicación interrumpida.

Mis movimientos siguientes son torpes y pausados. Abro el sobre con el dinero. En efecto, hay cincuenta billetes de a cien dólares y una nota en papel púrpura:

Para Bibiana, mi princesa encantada a quien tanto amo.

Sin que pueda controlarlo, el llanto se apodera de mí.

3

LA LEYENDA DE LAS BALLENAS

Veo el auto de mi padrastro.

Está frente a la escuela. Camino hacia él.

—Hola, Bibiana —sale a mi encuentro.

—¿Y mamá?

—Trabajando, como siempre. Me pidió que pasara por ti.

—Qué raro.

—Bueno —trata de congeniar—, la verdad es que necesito hablar contigo. Recogí tus exámenes de sangre. Saliste mal. Tienes anemia.

—¿Se puede estar desnutrida y gorda a la vez?

—Tú no estás gorda, mijita —me acaricia la cara—. Eres una mujer muy bella.

—¿Qué quieres?

—Sube al coche. Te voy a explicar.

Obedezco. El auto avanza.

—Tu papá está detenido —expresa de improviso—. Necesita el dinero que tienes para salir bajo fianza.

—¿Cómo sabes?

—Lince Lara fue a la casa esta mañana. Tú estabas en la escuela. Me explicó todo. Dijo que le hiciera llegar el sobre a los juzgados *cuanto antes*.

—Llévame con él. Yo se lo daré.

—Eres menor de edad. No puedes entrar a ese sitio. Déjame ayudarte. Se trata de un asunto muy delicado, *de hombres*. Confía en mí. Debemos movernos rápido. Además, tengo que decirte otra cosa. Platicando con el abogado Lara salió el tema de tus análisis de sangre y él comentó que levantarán cargos en contra de tu madre.

—¿Por qué le dijiste?

—Se me escapó. Lo siento. Puedo arreglarlo.

Llegando a casa le entrego los cinco mil dólares. Aurelio sonríe como si acabara de cerrar un gran negocio. De inmediato percibo que cometí un grave error.

Vuelve a acariciarme la cara, pero esta vez, como motivado por una euforia inusitada, baja la mano y toma el dije de oro que llevo colgando al cuello desde niña.

—Qué bella pieza artesanal —me roza un seno. Lo hace disimuladamente. Tengo ganas de escupirle, pero me quedo quieta. Sigue rozándome con el dorso mientras finge que admira mi dije.

—Bibiana, tu cuerpo es precioso. Recupera la salud sin engordar. No te vuelvas obesa.

Doy media vuelta y corro a mi cuarto.

Esa noche le digo a mamá:

—Aurelio me hace insinuaciones morbosas.

—Así son todos los hombres. Date a respetar y él se mantendrá alejado.

—¿Sólo eso? ¿No vas a regañarlo?

—Hija, las mujeres ponemos la pauta de las cosas...

Muevo la cabeza. ¡Cómo quisiera irme con mi padre! ¿Por qué se alejó de nosotras? ¿Qué ocurrió hace nueve años? Retengo ligeros vestigios de una noche lluviosa llena de automóviles atravesados en la vía rápida. Gente corriendo. Luces de patrullas y ambulancias.

—Mamá, ¿cuando yo tenía seis años chocamos en el auto?

—Sí, y hubo lesionados.

—¿Pero fue sólo un accidente?

—Así es —cambia el tema—. Hija, el doctor te recetó vitaminas. Necesitas fortalecerte.

—¿Por qué papá huyó a otro país y se puso otro nombre?

—Deja de atormentarte. Te compré nuevas películas para tu colección. Come bien y reponte.

La observo. No tiene sentido tratar de hablar más con ella.

Me dedico a ver televisión.

El cine es mi mayor pasatiempo. He visto cientos de películas. Sobre todo clásicas. Soy una verdadera cinéfila, conocida en todos los videoclubes de la zona.

Dejo de hacer ejercicio por completo y comienzo a ingerir comida chatarra.

Cuando estoy frente a mi padrastro devoro rebanadas de pastel y mastico con la boca abierta. Aurelio lanza una maldición y se va... Mamá también se pone furiosa, pero ya no me dice nada porque sabe que estuve anémica.

Poco a poco vuelvo a ser la niña rechoncha y cachetona de antaño. Procuro aceptar mi cuerpo.

—Todos somos diferentes —le digo a mi primo Lalo—. Yo soy gordita y punto.

—No digas eso, Bibiana. En tus quince años parecías una muñeca de porcelana. Tenías una cinturita *así*.

—Era mentira. Mírame bien, primo. *Ésta* soy yo.

—¡No! ¿Qué te pasó? Siempre has dicho que eres una triunfadora.

—Y lo soy.

—¿Cuándo has visto a una mujer exitosa gorda? No puedo creer que te rindas así. ¡Sólo haz ejercicio y mejora tus hábitos alimentarios! Es más fácil de lo que crees.

Lalo me ha decepcionado.

Estoy muy confundida. Por una parte, me gustaría dejar de preocuparme por mi peso y ser yo misma; pero por otra, a la gente le importa mucho este tema.

Me deprimo.

Debido a mi "cuerpo de uva" soy objeto de burlas; la gente me pone apodos y se ríe de mí. En la escuela me llaman *la Sirenita obesa*.

Entonces comprendo una verdad dolorosa: soy rolliza pero *no debería serlo*. Estoy mal. Mi cuerpo está mal. Ser gorda es como haber cometido un crimen. Todos me miran con lástima e incluso aversión. Pero yo no puedo dejar de comer. La comida me proporciona un placer inusitado. Todo el día ingiero chocolates, dulces, panes, frituras y refrescos. Únicamente comiendo y viendo películas puedo llenar el vacío de mi alma. Mas, por otro lado, sólo escucho hablar del sobrepeso.

Hacia donde volteo todo es *light*.

Prolifera gente comiendo ensaladas, tomando agua natural y yendo a gimnasios. De un día para otro cualquier persona alrededor está a dieta y quiere conseguir un cuerpo perfecto; la comida baja en grasas y el ejercicio son el tema central de las conversaciones.

Los medios de comunicación me bombardean con la idea de que si deseo triunfar, debo estar delgada; ya no hay pretextos para el sobrepeso, pues se han inventado aretes, cremas, parches, aparatos, píldoras milagrosas y cientos de productos más que nos permiten reducir tallas.

Lo comprendo bien: para el mundo, estar gordo es sinónimo de ser holgazán, sedentario o apático. (A nadie se le ocurre decir que las personas tenemos diferentes herencias genéticas). ¡Y los demás me dan recomendaciones a tiempo y destiempo! ¿Por qué viven fastidiándome? ¿Por qué se afanan tanto en cambiarme?, ¿por qué no dejan de criticarme? El tema es insultante. Escucho con la cabeza agachada y el corazón hecho pedazos. Las personas rollizas somos seres humanos de segunda categoría.

¿Me desprecian por tener unos kilos de más?

Hay gente que come sin remordimiento y no aumenta ni un solo gramo. Es injusto. Yo no tengo amigos ni pretendientes. ¡Odio mi cuerpo, me odio a mí misma, odio esas prendas de vestir en tallas diminutas, odio las modelos con cuerpos esqueléticos, odio usar ropa grande, odio los pantalones, blusas y ropa interior holgados!

Soy la más gorda de todas mis primas; y hasta algunas de mis tías, que tienen veinte años más que yo, lucen un cuerpo mejor que el mío y se visten más a la moda.

Ir a la escuela es una tragedia; mis compañeros suelen hacer chistes a costa mía. Otros, en cambio, se refieren a mí como "la gorda ésa". No tengo amigas, porque no puedo confiar en nadie. Mis compañeras van al cine, de *shopping*, hacen fiestas y reuniones en sus casas, pero no me invitan. En la clase de natación todos se ríen de mí. Cuando me aviento a la piscina siempre escucho la misma broma. "Una *tsunami*". "Se va a salir toda el agua de la alberca".

Hay quienes a pesar de estar también gordos tienen la osadía de criticarme, en vez de preocuparse primero por sus propios cuerpos. Pero en cualquier conversación, en algún momento, siempre se habla de mi "problema".

Estoy triste y la tristeza me da hambre... Pero también, si estoy sola, enojada, cansada o alegre (cualquier pretexto es bueno), me refugio en la comida. Incluso cuando me siento nerviosa, aunque no tenga apetito, me pongo a comer para calmar mi ansiedad.

Sé que esto es incorrecto, anormal, pero no puedo detenerlo. ¿Estaré enferma?

Cada mes engrueso un poco más.

Cumplo dieciséis años.

Mis primos y tíos organizan una fiestecita sorpresa. En medio de la cena sale a relucir (¡otra vez!) el tema de mi sobrepeso. Todos opinan al respecto y yo me siento agredida, lastimada, dolida. Los comentarios son humillantes.

La siguiente semana, le pregunto a mamá si no sabe nada de mi padre. Han pasado doce meses desde que lo vi por última vez.

—¡Deja de pensar en él! —me dice—. Echó a perder tu fiesta de quince años. También fue culpable de que cambiaras de alimentación, ¡te hizo creer que debías comer más! Ahora pareces una ballena varada. Mírate...

Hace poco vi un documental de ballenas varadas y *La leyenda de las ballenas*. Son animales enormes con una gran capa de grasa. Nunca nadie me había dicho algo tan horrible.

Esa noche lloro en secreto.

Al día siguiente, por la tarde, llega a la casa un hombre bajito, de abdomen sobresaliente y aspecto flemático. Lince Lara.

El abogado de mi padre.

Lo saludo con gran efusividad. Me dice:

—Gusto en conocerla, señorita Bibiana. ¿Cuándo regresó?

Frunzo las cejas.

—¿De dónde?

—Me dijeron que se había ido a vivir a otra ciudad.

—¡Jamás he vivido en otra ciudad!

El hombre se pone en pausa un par de segundos como vislumbrando lo que resulta obvio.

—Su padre estaba muy desconcertado. Nunca se explicó por qué usted no le envió el sobre que le solicitó. Con ese dinero hubiéramos podido hacer muchas cosas hace un año...

—¡Yo le mandé los cinco mil dólares, con Aurelio!

—Entiendo —mueve la cabeza—. El señor Aurelio me dijo que usted sólo le había dado mil quinientos y se había llevado el resto a su viaje.

—¡No...! —murmuro tapándome la boca.

—Sin recursos, me es imposible continuar defendiendo a su padre. Ahora las cosas se han complicado.

—Pero... —me quedo sin palabras. Agacho la cabeza. Después de un largo e incómodo silencio el hombre se despide.

—Bibiana, le dejo una tarjeta. Éste es mi celular. Si consigue dinero, llámeme.

—Espere, señor. Una pregunta: ¿usted le dijo a Aurelio que iba a demandar a mi mamá porque yo estaba anémica?

—No. En absoluto. Su papá y yo teníamos cosas mucho más importantes en qué pensar.

Siento la ira entumiéndome la quijada.

—Gr... a... cias.

Camino en círculos. Mamá y su marido no deben tardar en llegar. Me escondo junto a la vitrina del recibidor para esperarlos.

4

BIG MAMA

—¡Te robaste el dinero de mi padre!

—¿De qué hablas?

Aurelio se finge sorprendido. No lo soporto. Me le voy encima. Trato de golpearlo y rasguñarle la cara. Me empuja con violencia. Caigo sobre la vitrina del recibidor. Se rompe el cristal del centro. Mi madre grita.

—¡Dios mío! ¿Qué pasa?

Aurelio se acerca a mí como arrepentido por no haber medido sus fuerzas.

—¿Estás bien?

—No me toques, ratero.

—¿Por qué me llamas así? Yo le di un anticipo a Lince Lara para que se pusiera a trabajar. Pero el tipo no hizo nada.

—Entonces devuélveme lo que te sobró.

—Está invertido en la casa de bolsa.

—¡Te lo gastaste! Como todo lo que le quitas a mamá.

—Tranquilízate, Bibiana.

Me pongo de pie y sacudo los vidrios de mi ropa. Por fortuna sólo sufrí algunos rasguños. Resoplo.

Mamá promete pagar hasta el último centavo que falte y enviárselo al abogado.

No lo puedo creer.

Los problemas en mi familia se conjugan con los de la escuela.

Mis calificaciones bajan.

Tenía un historial impecable. Los profesores me conocen como una estudiante excelente y perfeccionista. Algunos

31

preguntan por qué ahora descuido mis trabajos, pero los más osados se atreven a preguntar lo que en realidad les preocupa: ¿por qué he subido tanto de peso y ya no me arreglo?

Soy evasiva en mis respuestas, aunque sé que tienen razón. Estoy cambiando. Incluso mi afición al cine (que también me distinguía) ha disminuido. Antes conocía la vida de todos los artistas y productores históricos de Hollywood. Era experta en películas clásicas y sabía con anticipación los estrenos de cada año. Ya no. Ahora sólo pienso en mi gordura.

Cada vez me siento más fea.

Quiero quedarme en casa para esconder este enorme y desfigurado cuerpo.

Voy al baño y me miro al espejo:

—Te has convertido en una cerda —digo—. ¿Qué pensará tu papá cuando vuelva a verte? Se va a asustar. ¡No puedes decepcionarlo!

El licenciado Lince recibe el dinero completo. Mi madre se lo manda. Ese tema queda vedado en casa. Sólo me resta esperar. ¡Pero no puedo seguir engrosando!

Aunque mamá conoce muchas fórmulas para adelgazar, esta vez no le pido ayuda. Investigo por mi cuenta y lo intento todo yo sola. Pruebo varias dietas famosas. En cada intento sólo consigo bajar unos cuantos gramos para después recuperarlos. Caigo en un círculo vicioso.

Tres compañeras se compadecen de mí.

Las oigo decir en secreto "pobre gorda, nadie le hace caso", y me invitan a una fiesta. Tienen razón en juzgarme. Soy despreciable. Ellas se ven delgadas y bonitas; cambian de novio cada mes y presumen de sus pretendientes en espera.

Las acompaño a la reunión. Los chicos sacan a bailar a mis tres amigas; lucen delgadas y traen vestidos ajustados. Una de ellas, queriendo practicar la caridad, me invita a la pista con los muchachos. Soy la única que no tiene pareja. De cualquier manera bailo con más ritmo que otros. Detecto que algunos murmuran. Seguramente hablan de mí. Trato de leer los labios. Identifico palabras sueltas.

"Cinéfila". "Película". "Enorme". Mi mente amplifica el abrir y cerrar de los labios como en cámara lenta cuando un muchacho dice dos palabras. *Big Mama.* Luego se carcajean y me ven de reojo.

Regreso a sentarme.

Estoy sola, rodeada de un montón de sillas vacías mientras todos se divierten. Quiero salir de aquí, pero no me atrevo.

Recuerdo un chiste que escuché hace poco:

Una gordita fue con tres amigas a una fiesta. Frente a ellas había cuatro muchachos decidiendo a cuál de las chicas sacarían a bailar cada uno. Se sortearon a la gorda. Nadie quería sacarla a bailar. Entonces llegó el galán del grupo. Les preguntó: "¿Por qué discuten?". "Estamos decidiendo a ver quién saca a la gorda". El galán contestó: "Ah, no se preocupen, si quieren yo la saco". "¿De verdad? ¿Nos harías ese favor?". "Claro". Entonces el galán se acercó a la chica y con voz de autoridad, tronando los dedos le gritó: "¡Ándale, mugre gorda, lárgate de aquí!".

La tristeza me sofoca.

Veo a mis amigos y quiero gritarles: "¡Soy como ustedes! También tengo sueños, ilusiones, tristeza, soledad. No entiendo por qué, cuando me ven, hacen gestos de asco o indiferencia".

Regreso a casa, desdichada.

Finjo que me divertí, pero al encerrarme en mi habitación me desplomo. Quiero morirme y desaparecer. Cierro los ojos y sólo veo a mis compañeras contoneándose con sus cuerpecitos delgados y minifaldas.

Enciendo la televisión y pongo una película de amor. No puedo concentrarme. La quito. Sólo pienso en el concepto que todo el mundo tiene sobre la gordura...

Se llama *discriminación.*

¡Sí, señor! Y es peor que la perpetrada históricamente contra las personas que no son blancas. Hoy en día, está prohibido burlarse incluso de los gays o travestidos, pero la discriminación hacia los obesos es normal, habitual, reincidente; promovida incluso por doctores y medios de comunicación.

Una persona con sobrepeso precisa enfrentarse a muchos desafíos: el primero de ellos, convencerse de que vale tanto como cualquier otro ser humano. El segundo, aprender a comportarse con seguridad en medio de la crítica y la ignominia. El tercero, cuidar su salud y controlar sus compulsiones.

Voy a mi colección de películas y elijo las que tratan el tema que me ocupa: *El diario de Bridget Jones, Pretendiendo, Matilda, Norbit,* y por último *Big Mama*. Veo fragmentos de todas. Me duermo de madrugada.

Al poco tiempo, alguien me despierta. Es mi madre. Tiene la cara desencajada y el teléfono inalámbrico en la mano.

—¡Te llaman!

—¿Quién?

—Tu papá.

Tardo tres segundos en procesar la respuesta. Doy un salto y le arrebato el aparato.

—¿Papá?

—Sirenita —su voz se escucha lejana, como si estuviese llamando desde un viejo teléfono analógico—, no pude llamarte antes.

—¿Dónde estás? ¡Hace dos años que no sé nada de ti!

—Mi abogado no pudo hacer las cosas a tiempo.

—¡Fue mi culpa! Me robaron el dinero.

—Sí. Supe algo de eso. Ya no te preocupes. Todo ha tomado su curso. Me encuentro en un lugar para personas que están a punto de salir libres.

—¿Pero por qué te detuvieron? ¡Tú no hiciste nada! Sólo sufrimos un accidente de tránsito.

—En el que hubo un muerto.

—¿Fue tu culpa?

—De cierto modo. Veníamos de una fiesta. Tenía aliento alcohólico y ese hombre se me cruzó en el camino.

Al fin lo comprendo. Papá atropelló a un peatón y lo acusaron de homicidio imprudencial.

—Quiero verte. ¿Cuándo vas a salir?

—Pronto, Sirenita. Lince Lara está trabajando en el asunto. Antes de que termine este año estaré contigo. Lo prometo.

—¿Viviremos juntos otra vez?

—Quizá. Al menos muy cerca. Eres mi única familia. Mientras tanto, puedes escribirme, si quieres.

Me dicta la dirección del centro en el que está; busco un bolígrafo con rapidez. Anoto sobre mi brazo.

Termino la llamada. Agacho la cara y trato de asimilar la información. Mi madre me observa.

—¡Él no sabe que subí de peso! —murmuro—. ¡Cuando vuelva a verme debo lucir como me vio la última vez!

—Vaya. Al menos ese hombre te está motivando a hacer algo bueno.

—Ya no te burles de él, por favor.

—No me burlo, pero tengo miedo de que vuelva a lastimarte. Hija, tú no lo conoces. Es impulsivo, nervioso, ególatra...

—Cállate, mamá.

—Está bien. Está bien. Mira. Varias personas me han recomendado una doctora nutricionista. Voy a pedir cita para que nos vea a las dos. Yo también quiero mejorar mi forma.

—¿Tú, para qué? No lo necesitas.

—Claro que lo necesito. Mira mis llantitas —se levanta un poco la blusa para pellizcarse la cintura—; además, quiero hacer contigo todo el proceso. Si tu padre ha sido deshonesto y te ha abandonado, yo no lo haré.

Muevo la cabeza. Junto a ella, siempre me he sentido abandonada...

Nos dan la cita para dos días después.

El tiempo de espera está lleno de incertidumbre. Más de una vez declaré que no tengo remedio. ¿Estaré a punto de hallar una salida a mi esclavitud? ¿De verdad podré perder peso sin recuperarlo después?

Llega el día esperado.

La doctora me hace una serie de preguntas para abrir mi expediente. Luego me sube a la báscula, suspira y comienza a recitar:

—Pesas noventa kilos y mides uno sesenta y cinco —teclea en su calculadora—. Tienes un índice de masa corporal de treinta y tres. Eso indica obesidad moderada.

—¿Moderada?

—Sí. Tu caso es fácil, pero urge que comiences a cuidarte; más por salud que por estética. El sobrepeso implica demasiados riesgos: hipertensión, diabetes, problemas cardiacos, colesterol alto, opresión de vértebras y articulaciones... Tu peso ideal es de sesenta y dos kilos; tienes que bajar casi treinta. Por supuesto lo haremos paulatinamente, controlando tus indicativos nutricionales.

—Estoy dispuesta. Haré lo que sea.

—Sólo obedéceme en todo. Llevarás una dieta baja en grasas y carbohidratos. Tomarás sólo agua. Desde este momento te despedirás de todas las golosinas y la comida chatarra. Después comenzarás un programa de ejercicio intenso. No será fácil, pero cuando estés en momentos más duros, recuerda cada una de las frases ofensivas, y despectivas que has escuchado en los últimos meses...

—¿Cómo sabe?

—Siempre es la misma historia. Y escúchame, Bibiana. En tu caso yo sé el final. La tuya será de éxito.

Le doy la mano, complacida, como sellando el trato, ignorante de que la doctora acaba de emitir una profecía completamente equivocada.

5

FLASHDANCE

Comenzamos la fase de desintoxicación.

Durante los tres primeros días, mamá y yo no comemos nada sólido. Sólo bebemos aguas aromáticas preparadas por la doctora. Cada mañana vamos al consultorio y tomamos el té correspondiente al desayuno; una infusión hecha a base de toronja. Para el almuerzo y la cena nos ofrece dos botellitas con líquido; uno de hierbas verdes y el otro de carbón negro que quema grasas y elimina toxinas.

Mamá sigue la dieta al pie de la letra, tal como lo prometió. Pero ella es más fuerte. No sé cómo aguanta. A mí, desde la primera jornada, me da diarrea. Voy al baño cada media hora. Nunca creí que la desintoxicación consistiera en evacuar tales cantidades de desechos ni que yo pudiera tenerlos adentro.

Pasados los tres primeros días, empezamos a ingerir comida sólida: por las mañanas un vaso de yogur dietético, dos tostaditas integrales y poca fruta. En el almuerzo, una sopa de verduras, cien gramitos de pollo asado, una taza de arroz y ensalada de legumbres crudas; a las cinco, un té con dos galletas integrales y en la cena queso panela, ensalada y fruta.

Mamá se ve optimista.

Dice que está acostumbrada a regímenes así. Yo no puedo creerlo. A mí me parece inaguantable. La rutina es un martirio. Me hace falta comida chatarra, bebidas gaseosas, dulces, frituras... Pienso en eso todo el día. Tengo fiebre, cuerpo cortado, impresiones auditivas desagradables. Mi organismo está confundido, receloso, desorientado. La sensación de hambre vibra bajo mis poros como el sonido infrasónico de un insecto atrapado. Creo que existen pocas torturas tan terribles.

—¿Cuál es tu secreto, mamá? Siento que me muero.

—Relájate. Haz ejercicios de yoga. Cuando tengas más hambre, respira profundo. Sostén el aire y luego expúlsalo despacio.

Me la paso inspirando y expirando todo el día.

Mis compañeras de la escuela preguntan:

—¿Estás bien?

Yo no respondo. Tengo ganas de golpearlas.

Camino a casa paso a la papelería.

Necesito comprar material para mi tarea. Veo la vitrina llena de golosinas. Al lado, en el congelador, hay helados deliciosos. Me imagino abriendo la envoltura de una paleta de vainilla cubierta con chocolate. Casi puedo sentir la textura suave y la temperatura fría en mi boca sedienta de azúcar. Ya no puedo más. La tentación es irresistible ¡todo resulta mucho más fácil cuando no tienes que preocuparte por lo que comes!

—¿Qué se te ofrece? —me pregunta el vendedor.

Estoy temblando y sudando.

—Nada.

Salgo de la tienda y corro. Me fatigo de inmediato. Cargar con mi cuerpo es como llevar a cuestas un costal de papas.

Llego a casa; mamá está preparando la comida. La admiro. ¡Qué fuerza de voluntad!

Saboreo los guisos con el olfato.

El olor me mata. Voy a mi habitación. Me recuesto para tratar de dormir una siesta. No puedo. Tengo tarea. Trato de hacerla. Tampoco. Pongo una película. Es inútil; no puedo concentrarme. Al poco rato, me llaman a comer. Estoy a punto de estallar como un volcán que ha acumulado demasiada presión. Me siento a la mesa. Mi padrastro ha invitado dos amigos de vagancia. Sin querer persigo con la mirada cada bocado que ingieren. En el plato de mi madre y en el mío sólo hay hojas verdes.

—Las mujeres comen lo mismo que los caballos —bromea Aurelio—. ¿Ya aprendieron a relinchar?

Él y sus amigos sueltan una carcajada.

Lo miro con rabia. Si tuviera una pistola le dispararía.

—¿Y tú? —contesto—, ¿ya aprendiste a trabajar o quieres que mi mamá te mantenga de por vida?

Se levanta, furibundo. Hace el gesto de acercarse a mí como para abofetearme. Le aviento mi plato de lechugas. Mamá se pone histérica. Corro a encerrarme con llave. Sé que el sujeto hará grandes aspavientos, pero después de un rato se irá al bar con sus dos amigos. Lo hace todas las tardes.

Después de unas horas hay calma en la casa. Salgo de mi habitación muy despacio y camino sigilosa hacia la cocina. Tal vez pueda comerme una manzana a destiempo. Siento la mirada de alguien que se encuentra agazapado entre la estufa y el refrigerador. Me pongo alerta. ¿Aurelio? Volteo muy despacio. El desconcierto me pasma.

—¡Mamá! ¿Qué haces? ¿Estás...?

No puedo terminar. Aprendo lo que debe sentir un cónyuge pillando *in fraganti* a su media naranja en pleno adulterio. Mi madre sostiene con ambas manos una enorme torta. Cientos de migajas le cubren el vestido.

—¡Traidora!

—Bibiana, tú también venías a robar algo de comida. No lo niegues.

—Sí, pero pensaba en una manzana, no en... en... en... —la ira me ciega—. ¡Mentirosa! ¡Estás comiendo a escondidas mientras yo me mato de hambre! ¿Ése era tu secreto para aguantar, además del yoga? ¡Embustera!

—Yo no tengo tu problema de sobrepeso, mírame.

—Pero dijiste... —no puedo proseguir; me estrangulan la debilidad y la aflicción.

Regreso a mi cuarto; esta vez ni siquiera cierro la puerta. Me tiro en la cama a llorar. En verdad estoy sola; siempre lo he estado. Pensé que mamá me entendía, me acompañaba, me daba ánimos y yo a ella, pero fue una ilusión. Nadie me apoya en mi problema...

Pienso en dejarlo todo.

Pero siguiendo los consejos de la nutricionista, comienzo a torturarme recordando cada burla, insulto, chiste o consejo sarcástico que he recibido.

Decido continuar con la dieta. Siempre he sido tenaz y aplicada en todo lo que me propongo. Voy a demostrarle al mundo que, si no hay quien valga la pena alrededor, yo sí soy una mujer apreciable.

Dejo de hablarle a mi madre por unos días. Tampoco me comunico con Aurelio. A medida que pasan las semanas mi ansiedad por los dulces y chocolates disminuye.

La nutricionista me dice:

—Los domingos puedes tener "día libre de dieta". Eso inclusive te ayudará a bajar más de peso.

—¿Cómo? —reacciono histérica—. En seis semanas de tratamiento he bajado ocho kilos. Más de uno por semana. La gente ha comenzado a notarlo. Pero todavía me faltan por bajar veintidós. No puedo darme un día libre.

—Bibiana, al principio de las dietas lo primero que se pierde es líquido, pero a partir de ahora el proceso será más lento. Bajarás un máximo de dos kilos al mes; es lo recomendado. Si no lo haces así, afectarás tu salud y, a la primera de cambio, recuperarás el peso perdido. Ya te ha ocurrido antes. Se llama *rebote*. Ten cuidado. Haz lo que te digo y estarás bien.

Salgo del consultorio un poco triste; aunque confío en la nutricionista, los domingos sigo con la dieta.

Tres meses después, peso setenta y cinco kilos.

He bajado quince. Sé que no tengo un cuerpo de modelo, pero estoy contenta. La doctora también. Me dice:

—Es momento de inscribirte en un gimnasio.

Antes me daba vergüenza usar mallas o ropa de licra. Ahora estoy mucho más presentable, de modo que acepto.

Comienzo una rutina diaria de cardiovasculares y pesas. Me resulta insoportable. ¡Cómo me cuesta hacerla bien!

El profesor de *spinning*, aunque es amanerado, grita y exige como si estuviese entrenando soldados. A veces se baja de su aparato para venir a mi lugar a corregirme la postura.

—Endereza esa espalda y no muevas las pompas, chulis. ¡Estás hecha una vaca!

Mis compañeras se ríen, pero a mí me da coraje. Sigo pedaleando. El acondicionamiento físico es un martirio peor que las dietas; sin embargo, al terminar la rutina, después del baño, me siento una persona nueva...

Poco a poco tanto sacrificio funciona.

Mi ropa comienza a quedarme grande. Eso me da ánimos. Voy diario al gimnasio. Me pongo audífonos y escucho música intensa. Hay una canción ochentera que me gusta usar, *Flashdance*; imagino que voy a quedar como la chica de aquella película. Todos lo comentan: "Vean a Bibiana. Por fin se decidió a mejorar su figura; ella es muestra de que con voluntad *todo se puede*".

Me tiño y corto el cabello. Las verduras comienzan a gustarme. Ya no apetezco los platillos de antes. Ahora soy del club de chicas *light*. Aborrezco la comida grasosa. Incluso rechazo rotundamente los dulces, pasteles y harinas. Jamás pensé que llegaría a lograrlo.

Un día, Aurelio se aparece de nuevo por la escuela.

Hace mucho que no lo hacía.

Lo miro como retándolo. Me dice:

—He venido para hacer las paces contigo.

6

OBSESIÓN FATAL

Subo a su auto, dispuesta a pelear. Aquí no se encuentra mamá para defenderlo.

—Bibiana —me dice con voz gazmoña—, yo te amo como a una hija.

—Estás loco. ¿Qué quieres?

—Que seamos amigos.

—¿Para qué?

—Para darle felicidad a tu madre —echa a andar el auto y avanza por la avenida—. La semana que entra es su cumpleaños, y el mejor regalo que podemos ofrecerle es que tú y yo nos llevemos bien, ¿no crees? —bajo la guardia; tiene razón; después comenta en tono casual—: También sería lindo comprarle algo que le guste. Pero yo estoy descapitalizado.

—¿Por qué no usas los dólares de mi padre?

—Los perdí invirtiendo en la casa de bolsa. Ya te lo expliqué. Bibi, soy una persona honesta. He tenido mala suerte. Pero eso se va a acabar. Estoy armando una red de multinivel y pronto seré triple diamante. Mientras tanto, ¿por qué no llevamos tu dije de oro a una casa de empeño para que podamos comprarle algo a tu mamá? Te prometo que en un mes lo rescatamos —estaciona el auto y se vuelve hacia mí—. ¿Puedo verlo?

Lleva su mano a la cadenita que traigo en el cuello y la jala muy despacio. Intenta posar discretamente su mano sobre mis senos. ¡Es suficiente! Con toda la ira que he contenido durante varios meses trato de darle una bofetada, pero me detiene la mano.

—¿Qué te pasa?

—Quieres manosearme otra vez. No voy a permitirlo.

—¿De qué hablas? Yo jamás te he tocado.

—¡Lo hiciste el otro día!

—Necesitaría estar loco para que quisiera tocar una morsa como tú.

—Morsa, tu abuela. ¡He bajado de peso y tengo muchos pretendientes!

—No me hagas reír. Si los hombres se te acercan será por lástima. ¿No hay un espejo en tu cuarto? Échate un vistazo, mijita. Naciste gorda y morirás gorda.

Sacudo la mano que aún tiene atrapada e intento otra vez darle una bofetada. No lo logro. Pero él sí. Levanta su palma libre y la estampa sobre mi rostro.

—Esto es para que te corrijas y aprendas a respetar a tus mayores, niña estúpida.

Logro zafarme, abro la portezuela del auto y salgo corriendo. Arranca. Lo veo alejarse. Camino por la acera. Estoy furiosa. Muerdo mi labio inferior con rabia hasta hacerme sangrar.

Le escribiré una carta a mi padre.

Llegando a la casa, voy al baño de visitas.

Me desnudo para mirarme al espejo.

Detesto a mi padrastro, pero ¿tendrá razón? Tal vez. Estoy estancada en el proceso de adelgazar. ¿Por qué? ¡Ahora hago el doble de ejercicio! ¿Qué sucede?

Me envuelvo en una toalla y corro al teléfono. Marco el número de la doctora. Hace varias semanas que no voy a verla. Mamá dice que ya aprendí a comer y no tiene caso gastar dinero en consultas repetitivas, pero ahora necesito ayuda.

La asistente del consultorio me informa que la nutricionista salió del país, a un congreso. Volverá dentro de ocho días.

¡No puedo esperar tanto!

Me visto. Busco en Internet "dietas de choque". Encuentro muchas. Las imprimo. Desecho comentarios que advierten sobre su peligrosidad. Para todo tema hay antagonistas. Es lógico. Yo sólo sé que necesito hacer algo *pronto*.

Inicio dietas más extravagantes. Voy a un mercado y compro hierbas para preparar tés. Duplico mi grado de exigencia.

Después de dos semanas, los resultados son milimétricos. ¿Por qué? Me desespero. Dejo de comer carbohidratos y grasas. La nutricionista no aprobaría que eliminara grupos enteros de alimentos, pero las dietas balanceadas ya no me hacen efecto. Compro revistas, tomo diuréticos, pido consejos y hago cuanto me dicen.

Conseguir la figura ideal se convierte en mi obsesión.

Todo lo que pienso gira alrededor del mismo tema. Pierdo conciencia de la realidad. Como mujer y persona ya no existo más. Sin darme cuenta me hago una esclava de las dietas. En mi cerebro sólo queda una terquedad incomprensible: debo alcanzar el modelo de perfección física.

¿Lo hago para olvidar la miseria de mi vida?, ¿para no pensar en mi padre, ni en mi padrastro, ni en mi madre, ni en mis amigas hipócritas? ¿Para no revivir recuerdos dolorosos? Sí. Todo eso es verdad, pero también lo hago para lograr un sentido de victoria factible. ¡Yo no soy fracasada!

Memorizo las calorías de cada alimento; invierto de dos a tres horas diarias en el gimnasio; me peso varias veces al día; antes de dormir hago abdominales; como no concilio el sueño, en la madrugada me levanto a hacer más abdominales. Tomo pastillas de fibra para ir al baño. No funcionan, así que uso laxantes. Me niego a salir de compras; la ropa que me gusta me queda chica. ¿Por qué pasa esto? Hay un joven en la escuela por quien suspiro, pero ni siquiera voltea a verme. Estoy desesperada.

Acepto hacer un viaje.

Voy con mis primos y tíos a Estados Unidos. Visitamos parques de diversiones increíbles en los que cualquier adulto vuelve a ser niño. Veo mujeres realmente inmensas. ¡Cuánta obesidad! Junto a ellas yo soy una varita de nardo. Las fotografío y trato de relajarme. ¡Estoy de vacaciones! Llegando a casa volveré a la dieta y al gimnasio. Por fuera parezco feliz, pero en mi interior siento angustia. De regreso, hago una lista de todo lo que comí en el viaje. Cuento las calorías. Es increíble. Agacho la cara y me recrimino:

—Bibiana, eres una cerda. ¿Por qué hiciste eso? ¿Acaso no te amas lo suficiente para respetarte?

Al llegar a mi ciudad, recorto imágenes de todas las modelos hermosas. Serán mi inspiración. También imprimo fotografías de las mujeres voluminosas para recordar lo que no quiero ser. Anoto razones por las que deseo estar más delgada; escribo con letra muy pequeña y doblo el papel para llevarlo siempre conmigo. Esta vez es en serio.

En un anuncio de televisión escucho que al masticar chicles sin azúcar se queman más calorías de las que contienen. Así que los chicles se convierten en mi alimento principal. Además tomo agua. Socialmente es muestra de buenos hábitos. Siempre cargo con mi botellita. Bebo grandes cantidades para limpiarme por dentro. Pero, la verdad, el hambre me mata. Vivo en una disyuntiva terrible. Si comiera más, mi tortura sería menor, aunque se reflejaría en mi cuerpo.

—No, Bibiana. Debes acostumbrarte al dolor —digo en mis sesiones de autosugestión nocturna—, sufrir es necesario para madurar.

Las personas continuamente me felicitan por mi gran fuerza de voluntad y muchos de mis compañeros hacen bromas diciéndome: "Tú nunca comes".

Cuando tengo que sentarme a la mesa con alguien más, cuento cada grano de arroz, corto las verduras en pedazos ultrapequeños, pelo las arvejas, envuelvo los alimentos en servilletas, chupo el pan y lo meto después a mis bolsillos, condimento el platillo de forma abundante con mucha crema, limón o sal; revuelvo todo hasta que parece asqueroso, y cuando me preguntan por qué no como, digo que estoy llena.

En el desayuno sólo me permito tomar un yogur dietético; en el almuerzo como barras de fibra y por la noche no ceno. Aunque es efectivo, a veces resulta imposible. Desisto, y como caigo en desaliento, trato de castigarme por tener tan poca fuerza de voluntad. Al día siguiente disminuyo mi ración. Merezco sufrir por toda la basura que le metí a mi organismo. Para compensar los errores también hago más ejercicio. Permanezco en el gimnasio por horas.

Antes de dormir, intensifico mi entrenamiento mental.

Mientras hago abdominales, construyo frases y trato de memorizarlas. Estoy consciente de que son excesivas, pero sé que la exageración apenas me ayudará a lograr medianamente mis propósitos. Repito una y otra vez:

- Yo controlo a la comida, no ella a mí.
- La comida es mi enemiga; puedo verla y olerla, pero jamás tragarla.
- Si tengo que probarla, la masticaré y escupiré antes de pasármela.
- La comida no me gusta; sólo contiene grasas, se va directo a mis caderas.
- ¡Mi estómago no puede ser más fuerte que yo!
- Yo domino este deseo asqueroso hacia la comida.
- La comida es mala. Me hace daño. Odio comer.

De forma increíble, mi autoprogramación comienza a surtir efecto. Cuando tengo hambre recuerdo las máximas. Si el hambre no cede, me baño y me lavo muy bien los dientes. El efecto del dentífrico y la limpieza bucal me quitan el apetito porque nadie come cuando acaba de lavarse la boca. Pero el triunfo es efímero. Por más que intento evitarlo, vuelvo a comer. Sobre todo en las fiestas. ¡Tengo mucha hambre! Y duele. Estoy débil, ando con sueño todo el día y por las noches no puedo dormir; siento punzadas en la cabeza y sabor metálico en el paladar. A veces pienso que este grado de hambre es como traer un cuchillo insertado en el estómago. ¡En los cumpleaños y reuniones donde abundan las viandas me es tan difícil abstenerme! Por si fuera poco, los anfitriones se ofenden si no acepto el platillo. ¡Es ilógico! Antes, se molestaban cuando me veían comer y ahora se sienten menospreciados si les digo que no.

Esto es una guerra.

Necesito ser estratégica con la gente. Debo aprender a manejarla. Pulo mis técnicas y voy evaluando los resultados:

- Si estoy sola, en casa, no pruebo nada. Mas, para guardar las apariencias, pongo un poco de comida en un plato y lo dejo encima del lavadero; así, cuando mamá llega, piensa que son las sobras de cuanto comí.

- Si hay gente en casa, de inmediato me comido a servir los platos; muestro gran interés en los guisos. Eso envía el mensaje de que amo la comida. Todos se lo creen. Otras veces pregono que tengo mucha tarea y prefiero comer en mi cuarto, estudiando. Me llevo los platos y tiro el contenido al excusado. A veces se lo doy al perro.

- Si estoy en una reunión, halago los platillos. Digo frases como "Esto se ve delicioso", "Qué rico huele", "¿A qué hora vamos a comer?". Tiempo después me las ingenio para explicar a los demás que tenía mucha hambre y comí antes que ellos ("lo siento, me adelanté"). Les digo que estoy llenísima. También uso el truco de decir que estoy enferma del estómago (pues he comido demasiado).

La clave consiste en variar el procedimiento. Echar la culpa al platillo, al cocinero, al horario o a todo lo que comí hace rato. Nunca se dan cuenta. ¡Y es que en realidad a nadie le importa! Es fácil despistar a los demás. Con cualquier mentirita me dejan de molestar.

Todas mis estrategias son exitosas.

Me incomoda un poco que siempre escuché "La gente buena dice la verdad", "La verdad te hará libre" y muchas otras frasecitas hechas. Pero mi verdad causaría problemas. Nadie la comprendería. Tardo en aceptarlo. Finalmente lo incluyo en mi lista de principios:

Soy una mentirosa.

¿Cómo es que acepto algo así?

Bueno. Las mentiras son, a veces, medios necesarios para lograr un fin. Cuando alguien me dice "te estás poniendo demasiado delgada, deberías comer más", sólo contesto que tiene razón y voy a procurar hacerle caso... con eso los tranquilizo. Nadie comprueba, después, si dije la verdad.

Mentir vale la pena para mí... Me hace sentir que tengo el control de mi cuerpo y que nadie me manipula. Hago toda una lista de artimañas. ¡Voy a ganar esta guerra!

7

EL EXORCISTA

Mis compañeros de clase me invitan a una reunión.

Acepto ir. Eso les sorprende porque tengo fama de salir muy poco. Durante esa semana no como casi nada, pues anhelo estar bella y delgada. Será la prueba máxima de mi progreso.

Cuando llego a la fiesta, las miradas de los chicos se vuelcan sobre mí. Soy el centro de atención. Bailo como nunca. Camino por la pista sintiéndome sexy y hermosa. Es tan gratificante que floto como en las nubes.

De regreso a casa pienso: "Eso era todo mi problema; estaba gorda. Pero las cosas han cambiado ¡y cambiarán más todavía! Ahora que conozco el secreto del éxito, no lo voy a soltar".

Me vuelvo adicta a los elogios de la gente.

Los busco. Los provoco. Muchos chicos se fijan en mí y hasta me doy el lujo de rechazarlos. Cuando llego a un sitio en el que nadie hace algún comentario acerca de mi delgadez, pienso que estoy engordando de nuevo y me enfado. Entonces reduzco más mis porciones de alimento.

Comienzo a asistir a fiestas y antros. Aunque antes nunca me llamaron la atención, ahora voy sólo para lucirme delante de los demás.

Cambio por completo mi vestuario: desde la ropa interior hasta los zapatos. ¡Todo me quedaba grande! Estoy orgullosa de proclamar el hecho. Uso ropa entallada y provocativa. Al fin puedo vestirme a la moda sin ser ridícula.

He bajado veinticinco kilos y todos opinan que eso es un milagro; aún me faltan cinco para estar en mi peso ideal, pero tal vez incluso baje un poquito más.

No acepto invitaciones a restaurantes porque es un suplicio ver a todos ingiriendo bocados, sonriendo y charlando mientras yo ni siquiera puedo pensar en ello. En vez de eso, ingiero barras dietéticas. Me vuelvo experta en leer las etiquetas para localizar si el alimento tiene grasa. Es duro, pero vale la pena. Por fin me siento aceptada; no estoy dispuesta a perder esa aprobación por nada del mundo; sin embargo, al llegar a casa con el estómago hecho nudos por el hambre, me veo al espejo y sigo notando la grasa bajo mi piel. Me vuelvo a pesar en la báscula. Los números dejan de tener sentido, porque sigo estando gorda.

Es muy extraño.

¿Sigo obesa a pesar de mis grandes esfuerzos y de que todos me llaman delgada? No alcanzo a comprender lo que sucede. Tal vez mis amigos y familiares se han puesto de acuerdo y me elogian sin que lo merezca.

Siento culpa de comer, de mirarme en el espejo, de mentirle a mi familia, de existir… Mi única válvula de escape es contar las calorías de cada alimento; hacer tablas y sumas. También me ayuda revisar mi lista de razones por las que deseo estar más delgada.

Nunca me acostumbro al dolor del hambre; la sensación de vacío estomacal es terrible; aunque paradójicamente me hace sentir poderosa.

En la fiesta de Nochebuena, mi abuela me hace probar un guisado frente a todos. Me gustaría jactarme de tener mayor fuerza de voluntad. No es así. El estofado de la abuela me gusta. ¡Es vergonzoso reconocerlo! Meto comida sucia y nociva a mi organismo. Alguien hizo una broma hace poco diciendo que yo tenía anorexia. ¡Qué estupidez! Mi fracaso ante la comida demuestra que NO tengo anorexia. He visto fotografías de mujeres esqueléticas muriéndose en los hospitales. Se les ven las costillas y las vértebras a través de la piel seca. ¡Yo no estoy así! Sólo cuido mi salud. Además, según sé, las anoréxicas carecen de apetito. Su estómago está cerrado. Clausurado. No es mi caso. Yo sigo teniendo hambre, y a veces, como en esta fiesta, de nada me vale la dieta.

Es la reunión de fin de año.

Justo han transcurrido diez meses desde que mi padre me llamó por teléfono.

Nos visita la hermana de mi mamá que vive en Estados Unidos, con su hija Karo. Mi prima es cuatro años menor que yo, pero ha madurado mucho. En la primera oportunidad, le hago una pregunta que me ha atormentado durante meses:

—Karo, si tengo la licencia de conducir de un hombre norteamericano, ¿hay alguna forma de que pueda conocer más sobre él? Por ejemplo, ¿dónde ha vivido?, ¿en qué ha trabajado?

—Sí. Puedes pedir su teléfono en el número de información y llamar a su casa.

—¿De verdad? ¿Me investigarías los datos de alguien?

Accede sin preguntarme. Le doy el folio de la licencia de mi padre y el nombre que aparece impreso. Karo hace un par de llamadas hablando en perfecto inglés. Consigue un número telefónico de Texas.

—¿Quieres que marque y pregunte por él?

—Sí.

Después de una breve conversación, tapa la bocina y dice:

—Me contestó una mujer hispana. Es la esposa del señor que buscas. ¿Te la paso?

—¡No! ¡Cuelga! —aprieto el interruptor del aparato con brusquedad.

—¿Qué haces?

—No lo sé. Estoy confundida —me doy la vuelta y voy a mi habitación.

Trato de analizar.

Mi papá ha vivido en Estados Unidos durante muchos años usando un nombre falso. ¿Cómo lo hizo? Tal vez el esposo de esa mujer en Texas aún vive y mi padre está usurpando su identidad... No debo poner a nadie sobre aviso...

Busco la tarjeta de Lince Lara y le llamo a su celular. Sorpresivamente, contesta. Falta una hora para que den las doce de la noche e inicie un año nuevo. Está en plena fiesta. Me identifico y le pregunto por mi papá. El abogado se muestra reacio, como arrepentido de haber respondido esa llamada. Entonces le grito.

—¡Necesito saber la verdad! Él me dijo que iba a salir libre en estas fechas, ¡pero no ha venido! Investigué el nombre falso que usaba en Estados Unidos. Conseguí su teléfono y contestó una mujer que dice ser su esposa. ¿Usted sabe qué está pasando?

Lince Lara resuella. Se escucha mucho ruido. Música y gritos. Parece caminar hacia fuera de la fiesta.

—A ver, muchacha —habla con las inflexiones de un ebrio—, voy a decirte algo que tal vez te lastime. Pero debes saberlo. Hace muchos años tu padre mató a una persona y escapó. Se fue a otro país; yo no sabía que usaba nombre falso, quizá compró un número de seguro social apócrifo. Es relativamente común. De lo que sí estoy enterado es que volvió a casarse y tiene dos hijas pequeñas. Vino a tu fiesta y ahí lo atraparon. Lo sentenciaron a siete años de prisión. Mis amparos no procedieron. Fueron tardíos.

¡Mi padre tiene otra familia!

¿De modo que yo era su "princesa encantada", su "Sirenita", su *única* hija?

Me cuesta trabajo razonarlo.

Cuelgo y me tiro en el suelo a llorar.

Después de dos horas, tomo una decisión desde lo más profundo de mi alma: voy a olvidarme de ese hombre para siempre.

Es la una de la mañana.

Estuve encerrada durante los abrazos del año nuevo.

Salgo a la reunión. Algunos invitados están pasados de copas. Camino entre ellos. Mis primos preguntan dónde estaba. Me abrazan. "Ya sabes lo que se te desea". Después vuelven a la mesa. Cenan. Hay gran variedad de viandas disponibles. Me invitan a sentarme con ellos. Tomo un plato y me sirvo de todo un poco.

Comienzo a comer. Al principio me es difícil. A mi estómago le cuesta recibir alimento, pero al mismo tiempo el paladar me agradece amplificando los sabores. Mis sensaciones gustativas están potenciadas. Ocurre como cuando tienes demasiada hambre y hasta los guisos insípidos te parecen deliciosos. Respiro, tratando de controlar esa contradictoria impresión de rechazo y deseo desmedido.

De pronto, viene a mi mente una película. En ella la protagonista vomitaba para no engordar.

Es como si alguien me susurrara al oído.

"Las mujeres que se embarazan por error, abortan. Las sirenitas que comen por error, vomitan".

La idea me parece buena y vaga por mi mente unos minutos, pero la rechazo. Vomitar es asqueroso. Vergonzoso. Sucio. El vómito huele mal. Yo jamás haré eso.

Termino de comer. Mi madre y mis primos están alegres. Hacía tiempo que no comía con ellos.

—¿Ya ven? —les digo—. Yo siempre me alimento bien. Sobre todo si hay buenos guisos.

—¡Pero te acabaste el bacalao de tu plato! ¿No te pareció salado?

—Para nada.

Todos voltean a verse entre sí. Entonces me doy cuenta de que nadie se ha servido de ese platillo.

—Eres rara —dice mi prima Karo.

—Sí —soltamos una carcajada.

Poco a poco vuelvo a ser yo misma.

Si a nadie le importo, tengo que luchar por mí.

Debo demostrar al mundo que no soy producto de dos seres que se odian. Que mi vida tiene sentido.

Lo comprendo: esta noche he comido por despecho. Me movieron la rabia y la tristeza extremas.

Es una vergüenza que sea tan débil.

Para tratar de disipar mi mente, me pongo a conversar con mis primos, pero es inútil, la culpa me atormenta, sólo puedo pensar en cómo eché a perder las cosas y en cómo todo lo que comí me está engordando.

Siento ansiedad incontrolable.

Me levanto del asiento, voy hacia el baño y digo: "Será una sola vez; no va a pasar nada".

Cierro la puerta. Después de estar parada por unos minutos frente al inodoro, me llevo el dedo a la boca y trato de vomitar. No puedo. Lo intento de nuevo. Pasan cinco minutos. Diez. ¿Por qué me cuesta tanto trabajo? Empujo mi lengua y esta vez introduzco dos dedos a mi garganta. Tres. Cuatro. Al fin el reflejo de asco llega hasta mi esófago y el estómago se crispa en convulsiones escalofriantes. Expulso chorros de alimento molido y jugos gástricos. Siento cómo se desgarra mi garganta. No entiendo por qué el vómito que expelo es verdoso; recuerdo, sin querer, una escena repugnante de *El exorcista*. Me duele la faringe; tengo una rara sensación ácida en el estómago y en la boca.

Jalo la cadena, lavo mis manos y mi cara; me arreglo el cabello y salgo como si nada hubiera sucedido.

Al día siguiente, cuando me levanto, voy a pesarme. Estoy segura que con todo el bufete que me metí el día anterior seguramente subí un par de kilos; pero mi sorpresa es mayúscula al detectar que, a pesar de haber comido como una cerda, no aumenté ni un gramo.

Respiro con rapidez.

Estoy frente al secreto más grande del mundo: de ahora en adelante ya no necesitaré hacer dietas. Podré comer lo que quiera sin subir ni un solo gramo. ¡Ya no tendré que privarme de nada si después, simplemente, puedo vomitarlo y seguir manteniendo mi peso!

8

PSICOSIS

—Nadie debe saber que tienes hambre; finge voluntad de hierro, si te ven comiendo ya no van a admirarte y engordarás igual que las demás. ¡No puedes hacerlo!, no puedes comer. Maldición, Bibiana, vence el impulso.

—¿Estás murmurando, amiga?

—No. Sí. Perdón.

—¿Lista para ordenar?

Tengo que salir de aquí.

—Con permiso —me levanto, camino despacio, abro la puerta del restaurante y corro. No sé por qué acepté venir a esta reunión. Debí dar alguna excusa. Creerán que estoy loca. No me importa.

Subo a un taxi y llego a la casa. No hay nadie. Parece como si tuviera un engendro retorcido en las entrañas.

Sólo pienso en comer. Esto sobrepasa mi voluntad. Voy a la alacena. Destapo la caja de galletas. Hay sólo cinco. Las observo. Luego las huelo. Eso será suficiente. Sus partículas volátiles deberían alimentarme. Esta vez no funciona. Masticaré una y la escupiré.

Me la echo a la boca.

Cambio de idea. Tal vez pueda tragar la mitad y escupir la otra mitad. Degluto el bocado completo. Soy una tonta, cobarde, débil. Fastidié las cosas. Ahora ya nada tiene sentido. Pongo las cuatro galletas restantes a mi boca. Las trago casi sin masticarlas. Abro el refrigerador. Las pechugas de pollo para la cena están crudas. Tomo uno de los filetes fríos y lo muerdo. Degluto el bocado. Encuentro un viejo bote de helado con moho al fondo del congelador. Le meto la mano y desprendo un trozo; lo como para mitigar el gusto metálico de la carne magra. Hay queso manchego en el anaquel. Lo mordisqueo. Los sabores se confunden; ya no importa. Sigo comiendo helado. Parece que acabo de darme un atracón, pero sólo durante diez minutos. No pudo ser mucho (mis amigos se zampan cinco platillos en una hora y después piden postre). Aun así siento reventar. La grasa que tragué se me sale por los poros. Puedo imaginarla. Soy una bazofia. Qué vergüenza. Corro al baño.

Me pongo de rodillas frente al escusado.

Debo vomitar todo, hasta que no quede ni la última partícula de comida en mi interior. Me detengo. ¿Por qué dudo? He hecho esto decenas de veces en las últimas semanas. Ha habido ocasiones en las que he pasado horas enteras en el baño tratando de vomitar sin importar el dolor, la falta de aire, la sangre... y mientras lo hago, sólo pienso en que debo sacar de mi cuerpo esa porquería que me está haciendo engordar... ¿Acaso oí una voz? Pero no hay nadie en casa. ¿O llegó alguien?

Me incorporo y escucho con atención... Estoy sudando. La impaciencia por vomitar me consume.

Entonces lo veo.

Es como una sombra casi imperceptible detrás del espejo. Aguzo los sentidos. Hay alguien ahí, *sin ninguna duda*. Me mira un par de segundos y después se disuelve en el cromo del cristal. ¿Un fantasma? ¿Un espíritu? Silencio. Calma tensa. Se ha dado cuenta de que lo descubrí... ¿estoy enloqueciendo?

"¡Gorda! La comida te va a matar. ¡Tienes que sacarla!".

Esta vez el pensamiento me martilla de forma exagerada, como si se tratara de una voz ajena que hablara a mis oídos. Regreso a la posición en cuclillas e introduzco toda mi mano derecha en la boca; el espasmo del estómago me hace encogerme. Devuelvo. Pero no suficiente. Meto la mano más adentro. Quisiera sacar todo el contenido de mi sistema digestivo con los dedos. Asegurarme de que no queda nada. Entre nubes pienso que ésta no puedo ser yo. Estoy hecha un asco.

Termino de volver el estómago.

Me echo a llorar junto al inodoro sin poder creer hasta dónde he llegado. Tengo las manos y la ropa llenas de vómito. Estoy sucia, mareada, con un malestar espeluznante.

—Dios mío. ¿Por qué a mí?

Sigo llorando.

—¿Por qué a ti? —contesto yo misma—, porque no tienes carácter; porque eres incapaz de controlar tus deseos de comer. ¡Mereces estar aquí! Eres una mierda. No sirves para nada.

Me levanto, temblando. Voy al espejo y veo mi cara redonda. Sigo siendo la niña cachetona de siempre. Vigilo con disimulo buscando la sombra con vida propia. No hay nada. Si existe un fantasma, se ha ocultado bien. Digo, por las dudas:

—Sé que estás ahí, maldito...

Todo permanece igual.

Me lavo muy despacio. Los esquizofrénicos oyen voces y ven personas que no existen... ¿Estaré desarrollando una especie de psicosis? ¡Puedo jurar que vi y escuché a alguien en este baño!

Debo pedir ayuda...

—No sé qué hacer. Tengo miedo. ¿Si la comida es tan mala por qué a otros no le hace daño? ¿Por qué la necesito, pero me produce tanta culpa? Por favor Dios, si existes, ayúdame, estoy atrapada y no puedo contárselo a nadie. Sentirán asco de mí. Creerán que estoy enferma. Querrán llevarme a un manicomio. Necesito alguien en quién confiar.

Los siguientes días, consciente de que no puedo seguir así, procuro comer cosas sanas y retenerlas. Antes lo hacía. ¡Pero ahora me resulta difícil! El deseo de vomitar es más fuerte que mi razón. Si no vomito, todo me da vueltas y me falta el aire. Me miro en el espejo y puedo ver claramente ese trozo de pan creciendo en mis caderas.

Entro a una etapa de inestabilidad total.

Durante semanas enteras no como casi nada. Sólo un yogur cada ocho o diez horas. Es lo único que me permito conservar dentro. Por otro lado hay días en que me levanto por la mañana y, de camino a la escuela, compro alimentos prohibidos. Galletas, chocolates, bombones, pan, papas fritas, helados... Me como todo, concentrándome en memorizar el orden exacto en que ingiero cada alimento. Apenas llego al colegio me dirijo al baño y comienzo a devolver el estómago. Al hacerlo voy revisando los colores y las formas de lo que vomito. La comida debe salir en orden inverso al que entró. No me detengo hasta que sólo expulso baba y mocos.

La gente dice que cada vez estoy más delgada. Peso cincuenta kilos, pero no veo los resultados. Real, honesta y legítimamente puedo detectar en el espejo cuán fofa estoy; mis piernas son grasientas; mis caderas, colgantes. ¿Cómo es que los demás no se dan cuenta? Tengo un cuerpo con muslos enormes y barriga prominente. ¿Por qué no puedo ponerme en forma si casi no como y lo que como lo devuelvo? Estoy asustada. Me duele mucho la cabeza, siento mareos continuos, la garganta desgarrada y el corazón acelerado.

Termino el bachillerato y entro a la universidad.

He perdido el magnetismo que tuve hace algunos meses. Sólo pienso en el momento cuando llegaré al nuevo salón lleno de desconocidos. Ellos sí notarán mi sobrepeso.

El primer día de clases todo sucede tal como lo imaginé. Muchos voltean a verme y me observan como si llevara algo extraño en mi ropa. ¡Lo sabía! Seguramente debo verme descomunalmente gorda. Agacho la cabeza y camino entre las bancas buscando el último asiento del aula; percibo cómo todos murmuran burlándose de mí. En el primer descanso se acerca una compañera de actitud amistosa.

—Hola, me llamo Liz. ¿Y tú?

—Bibiana.

—¿Quieres caminar un poco? Te invito un café.

Acepto. Vamos al restaurante. Ella me guía. Yo ni siquiera conozco bien la escuela.

—Cuando entraste por la puerta del aula noté algo especial en ti.

—¿Qué? —pregunto alarmada (ya sé que debería bajar de peso; no me lo digas por favor).

—Estás muy sola.

—¿Cómo?

—Hubo una etapa en la que yo me sentía igual...

De inmediato recuerdo mis oraciones a Dios. ¿Él me la envió? ¿Será la amiga que tanto necesito?

—Te invito algo de comer.

—Gracias. Yo sólo tomo agua.

—¿Estás a dieta?

—Sí...

Me mira con suspicacia, como si repentinamente adivinara todo el calvario por el que estoy pasando.

—Bibiana, sé que apenas nos conocemos, pero ¿te puedo hacer una pregunta indiscreta?

Su voz me inspira confianza.

—Sí.

—¿Cuánto pesas?

—Cuarenta y nueve kilos.

Asiente. No dice más. Charlamos de otros temas; me doy cuenta de que alguien acaba de leer mi mente.

9

PESADILLA EN LA CALLE
DEL INFIERNO

Liz se vuelve mi amiga inseparable.

Sabe que hay algo mal en mí, pero no me juzga. No me critica. No me obliga a comer. Ella puede ver las lágrimas que se esconden detrás de mi sonrisa fingida. Así que una buena mañana, me animo a contárselo todo.

—No entremos a la siguiente clase, Liz —le digo—; necesito hablar contigo. Tengo un problema.

Sin dudarlo, toma su bolsa y se pone de pie.

—Vamos afuera.

Nos acomodamos en una de las bancas del patio.

—Adelante.

No sé cómo empezar. Permanezco callada por varios minutos. Tengo un nudo en la garganta. Me faltan las fuerzas, estoy temblando de frío y me duele mucho la espalda.

—Hace seis meses que no menstrúo —digo al fin—. Nadie lo sabe.

—¿Qué más?

—Duermo muy poco... Sufro insomnio crónico. Es desesperante saber que todos roncan mientras yo no puedo pegar los ojos. Así que tomo pastillas para dormir. Al principio me funcionaban. Ya no. He tenido que aumentar la dosis.

Liz me mira con atención. No quiere hablar. Escucha. Me siento acorralada.

Agacho la cara y lo digo todo de corrido.

67

—La comida me envenena. Por eso sólo la mastico para sentir su sabor, pero luego la escupo. Siempre tengo una sensación de vacío en el estómago y cólicos insoportables. Ya no sé cómo bajar de peso.

—¿También tomas pastillas para adelgazar, diuréticos y laxantes?

—Sí.

—¿Haces ejercicio hasta terminar exhausta, te pones cremas reductoras y te envuelves en plástico por las noches para quemar la grasa?

—¿Cómo sabes?

—Sigue contándome.

—La semana pasada me puse mal; mi corazón se aceleró y casi no podía respirar; sentí que me desmayaba; pensé que iba a morirme; así que llamé a mi mamá y le dije que había dejado de comer unos días. Ella volvió del trabajo y quiso llevarme al médico. Le aseguré que ya me sentía bien e iba a dejar de hacer dietas. Ahora trata de llegar a casa temprano; ella misma me prepara los alimentos y se queda conmigo hasta verme comer, la complazco, pero en cuanto se va, corro al baño, abro la llave de la ducha para que no me escuche y vomito... Vomito siempre. A veces hasta siete veces en un día... tengo la garganta desgarrada.

Liz me observa con los ojos redondos como platos. Parece asustada.

—Cuando te conocí —me dice—, adiviné que te sucedía algo así, Bibiana. Yo también tuve un problema similar.

—¿Cómo saliste de él?

—Una psicóloga me ayudó.

—¡Pero sigues estando delgada!

—La anorexia no es un problema de gordas. Ocurre en la mente. Ni siquiera tiene que haber problemas familiares. Le pasa a chicas de hogares estables. Delgadas y llenitas

—¡Yo no soy anoréxica!

—También a mí me costó trabajo reconocerlo. Mira, siempre fui flaca. Es mi metabolismo. A pesar de eso, unas amigas superficiales me hicieron sentir que estaba pasada de peso. Entonces comencé a hacer dietas y las calorías se convirtieron en mi única preocupación. El desorden alimentario llegó a mi vida de forma muy sutil. Cuando menos me di cuenta, ya era prisionera de él.

Sus palabras me decepcionan.

—¿Siempre... fuiste... delgada? Vaya. Lo mío es algo diferente por completo. A mí, la comida me engorda.

—Bibiana, estás en un error. La comida es *energía* que necesitas para respirar, hablar y moverte.

—No. ¡La comida es grasa! Se almacena en los tejidos.

—¡Espera! Debes pensar diferente. Un automóvil sin combustible se detiene, porque no puede hacer que la lámina, los asientos y las llantas se conviertan en gasolina, pero el cuerpo humano sí puede. Sin alimento, tu organismo convierte sus propios tejidos en energía para vivir, por eso adelgazas. En otras palabras, te estás comiendo a ti misma...

—Suenas como aprendiz de enfermería.

—No, amiga. Mírame. Yo sé lo que estás pasando. También lloré en la oscuridad muchas noches, mordiéndome una mano, sintiéndome incomprendida, gorda, y sola. También se me fue la menstruación, tenía ojeras, uñas quebradizas y brazos tan delgados como un palo de escoba. También usaba ropa holgada para que no me molestaran, masticaba chicles sin azúcar y el pelo se me caía, como a ti. ¿No te has dado cuenta?

Agacho la cara con las lágrimas martillándome. Sin saber por qué, comienzo a sentir rabia. ¿Quién es ella para juzgarme? Siempre ha sido flaca. ¿Cómo puede hablarme así?

—Bibiana, déjate ayudar. Yo conozco una persona que...

—¡No me digas nada!; todas las mujeres hacemos dieta. Es lo normal. Tú lo has hecho y yo también.

—Soy tu amiga.

—Entonces prométeme que guardarás el secreto.

Liz me mira con tristeza como si se compadeciera de mí.

—No puedo. Debemos hablar con alguien.

—¡Traidora! ¿Te crees superior? —me levanto de la banca—. Si me acusas, jamás te lo perdonaré.

Ya no entro a clases.

Camino por la calle. Estoy sumamente irritada. No tengo salida, quiero terminar con todo este dolor. Tal vez si me suicido. ¿Pero cómo? Hasta para eso se necesita carácter.

No debí confiar en nadie. Ahora mi compañera presumida, alarmista y chismosa me va a meter en más problemas. ¡Ya lo puedo imaginar!

Llego a la casa y voy directo al refrigerador. Como todo lo que encuentro. No pienso. Muerdo frutas, legumbres, guisos fríos del día anterior, y trago casi sin masticar. Cuando mi estómago está a reventar, caigo en cuclillas y lloro. La depresión me asfixia. Soy una inútil, inservible; devastada, muerta en vida.

Voy, casi a gatas, hasta el baño de visitas. Es el más cercano a la cocina. Apenas meto la mano a mi boca, comienzo a vomitar. Los espasmos del estómago se vuelven dolorosos estallidos en mi cabeza. El vómito me sale a chorros, incluso por la nariz. Me invade un malestar descomunal que abarca mi cuerpo y mi alma. Me quedo mirando los detritos del escusado. Hay coágulos. De seguro tengo una úlcera sangrante, porque mis dolores son insoportables. Estoy mareada. Una ola de escalofríos estremece cada milímetro de mi piel, desde los pies hasta el último cabello de la cabeza. No cesan. He dejado de ser una mujer. Soy una náusea con vida. Las paredes me dan vueltas. Me estoy muriendo. ¿Qué es esto? ¿A dónde he llegado? Un alarido de terror trata de emerger de mi garganta desgarrada, pero sólo se escucha el leve chillido largo y continuado de un animal herido mortalmente. Esto no puede seguir así. Debo hacer algo. Terminar con mi sórdida vida.

Pienso en meter la cabeza en toda esa mierda y ahogarme. No soy nadie, ni valgo nada. Abro los cajones.

Encuentro unas tijeras para cortar el cabello.

Me armo de valor, pongo la hoja filosa sobre mi muñeca y cierro los ojos dispuesta a acabar con todo. Lo haré rápido. Con decisión. El corte debe cercenar mis venas.

Llegan a mi mente las burlas de la gente que se ríe de mi gordura; escucho las críticas y apodos... Aprieto las tijeras con fuerza y respiro antes de dar el jalón.

Suena el teléfono.

Me detengo por instinto. Lo dejo sonar y trato de continuar... Luego pienso que si clavo la punta de las tijeras en mi corazón, será más rápido. El teléfono sigue sonando. Me recuesto deteniendo las tijeras con una mano sobre el piso y apuntándolas hacia mi pecho. Sólo necesito dejarme caer.

¿Quién rayos insiste tanto en el teléfono?

Me incorporo para ir a contestar.

Es Liz.

—Bibiana —saluda—, me quedé muy preocupada por ti.

—Estoy bien. Voy a tomar una siesta. Mañana te veo.

—Espera. No cuelgues. Necesito que me escuches. Tal vez no me di a entender. Debes saber lo que me pasó —y sigue hablando; comienza a contarme cómo fue su vida desde que era niña. Yo no la escucho. Estoy impaciente porque termine, pero Liz continúa; su voz se quiebra, parece sincera porque habla llorando. Ni siquiera sé lo que dice. Sólo percibo una fuerte carga emocional. Ahora resulta que mi compañera me usa para desahogarse. ¿Por qué no acude a su psicólogo?

—Voy a acabar con mi vida —la interrumpo.

—¿Perdón?

—Como lo oyes, Liz. Ya me cansé de tanta hipocresía. Si dices que me comprendes, no me lo reprocharás. Estoy decidida a suicidarme.

—Bibiana, espera. Antes de que hagas una tontería necesito que conozcas a alguien. Quizá pueda ayudarte...

—De acuerdo —me urge librarme de ella—. Voy a posponer las cosas. Tengo mucho que pensar. Mañana platicamos.

—¿Estás sola?

—Sí. Mamá trabaja todo el día y mi padrastro tiene una semana que no regresa a la casa. También nos abandonó. Adiós.

Cuelgo. Regreso al baño. Las tijeras están ahí. Las tomo y vuelvo a manipularlas. El impulso que tenía ha disminuido. Ya no me siento tan valiente. Me miro al espejo. Estallo en ira. ¿Por qué sigo estando gorda? ¿Fue la manzana que no vomité ayer? ¿La lechuga de antier? ¿Algún fragmento de atún que me quedó dentro? El estómago y la garganta me arden; parece como si hubiera un gran incendio dentro de mí. ¿Los jugos gástricos me están quemando? Un calambre en la pierna izquierda. Tengo frío. Mi corazón parece detenerse por unos segundos. ¿Por qué ahora me preocupo de que mi cuerpo esté fallando? ¿No quería morirme? El espasmo pasa. Me duelen mucho el brazo izquierdo y el pecho.

Apoyo mi espalda en la pared. Cierro los ojos. Dormito.

—¡Bibiana! —mi madre ha llegado a la casa; azota puertas—, ¿dónde estás? —grita desaforada.

Guardo las tijeras en la gaveta, le jalo al escusado que todavía tiene mi vómito y salgo a recibirla.

—¿Qué te pasa, mamá?

Me abraza con desesperación.

—¿Estás bien? Me llamó al trabajo Liz, tu compañera de la escuela. Parecía muy asustada. Pidió mis datos en los archivos de la Universidad.

—Maldita chismosa.

—¿Entonces es cierto lo que me contó? Bibiana, necesitamos ir a un médico. ¿Cómo no me di cuenta? ¡Dios mío! Todo encaja. ¿Por qué no lo pude ver antes? Perdóname.

—No estoy enferma. Sólo tengo precaución con la comida.

—¿Precaución? ¡Tú tienes anorexia, o bulimia o tal vez las dos! Liz me dijo que casi no comes y muchas veces vomitas.

—Liz me está levantando falsos. La cosa no es tan grave. Mamá, tranquilízate. De veras estoy bien. Voy a comer más, te lo prometo...

—Tu amiga también dijo que querías suicidarte.

Suelto una carcajada.

—¿Cómo crees? ¡Yo amo la vida! Se lo dije en broma para que dejara de hablar. Cualquiera quiere suicidarse cuando escucha sus monólogos. Era una broma —insisto—. Liz es paranoica. Ha tenido problemas psiquiátricos. No te preocupes, mamá. Todo fue una falsa alarma.

—¿En serio, Bibiana? —me abraza—, pero debes engordar un poco. ¿Ya comiste?

—Sí. En la escuela. Comí muchísimo, pero si quieres te acompaño con un postrecito.

—Traje arroz con leche.

—Se me hace agua la boca.

—Bueno... Me has quitado un peso de encima... Tu amiga me dio un gran susto...

—Liz no es mi amiga. Ya te dije que está loca.

10

LOS OTROS

¡Cómo me arrepiento de haber confiado en Liz!

Voy a la mesa de estudio. Enciendo mi computadora y entro a Internet. La sangre me hierve. En algún lugar del mundo debe haber alguien que esté atravesando por lo mismo que yo y quiera ser mi amiga de verdad. Busco durante varios minutos. Deduzco ciertas palabras clave. *Thinspiration. Princesas de porcelana. Pro Ana y Mía...* Hallo una comunidad de personas iguales a mí. Sonrío triunfal. Comienzo a leer frases escritas por otras mujeres con las que me identifico. Refuerzan todas mis decisiones:

He decidido ser delgada:

- Esto es un estilo de vida, no una enfermedad.
- Decir *no* a la comida es un *sí* a la delgadez.
- Nadie dijo nunca que fuera fácil llegar a ser una princesa.
- Prefiero sentir llena el alma y no el estómago.
- ¡Las calorías te destruyen!
- Nada sabe tan rico como ser delgada.
- La comida es tu enemiga... está llena de porquería.

He decidido ser perseverante y exitosa.

- Si no tienes autocontrol, el mundo tiene el control de ti.
- Una mujer vale lo que vale su voluntad.
- No te dejes llevar por el deseo del momento, ni dejes a un lado lo que has querido siempre: ser delgada.
- Cada kilo que pierdes es un sueño logrado.

- Si deseas ser feliz en este mundo de mierda, no comas.
- Deja de ser una botijona fracasada y sé una bella exitosa.
- La regla de oro: comes menos, pesas menos.

He decidido tener un buen cuerpo.

- La grasa frita no miente, su verdad se escribe en tus piernas.
- Las delgadas son sexis y consiguen todo en esta vida.
- De las gordas todo el mundo se ríe.
- Tu cuerpo es puro, no lo corrompas con comida.
- Un segundo en la boca, toda una vida en la cadera.
- Los huesos definen quiénes somos, deja que se vean.
- Es mejor sentir huesos que llantas de asquerosa grasa.
- Los hombres quieren sexo con delgadas, no con grasientas.

He decidido soportar el dolor.

- Lo que hoy parece sacrificio, será el mayor logro de tu vida.
- No consideres doloroso lo que es bueno para ti.
- El dolor es temporal, la gloria es eterna.
- El hambre duele pero funciona.

He decidido alejarme de la gente.

- El mayor placer de la vida es adelgazar y provocar envidias.
- Odia a tus padres; sólo te molestan para que comas.
- Tu madre es una asquerosa vaca gorda. ¿Lo has notado?
- Encuentra amigos nobles que no te reprochen el ser perfecto.

Estoy sorprendida. Paso horas enteras frente a la computadora...

¡Existe gente que piensa igual a mí! Son *los otros*. Seres inteligentes que sufren como yo, y tratan de apoyarse entre sí.

Chateo con ellos y leo sus recomendaciones. A las doce de la noche apago la máquina y voy a mi habitación.

Entro al baño a cambiarme.

Se me ha abierto un nuevo universo.

Aunque estoy feliz, hay algo que me incomoda ligeramente. En la escuela estoy cursando la materia de mercadotecnia y nos han enseñado sobre las imágenes subliminales. ¿Habrá un mensaje oculto detrás de los colores, videos y música en todas esas páginas web? Es como si las chicas de Internet reconocieran que se hallan en un submundo lúgubre del que no quieren salir.

Regreso a la computadora y leo con otra óptica. Hay una revoltura de mensajes positivos y negativos. Tomo un ejemplo:

Tengo anorexia desde hace 1 año; mira yo pesaba 56 kilos, me encontraba fatal y la verdad es ke ahora peso 43; estoy mejor aunke me gustaría adelgazar más, aún me sobran unos kilitos, pero para eso voy al gimnasio la verdad es ke yo soy feliz así, pero preferiría ke nadie más se metiese en este mundo. Es la peor pesadilla ke nunca tendrán. Me he intentado suicidar dos veces, por haber engordado 200 gramos y la verdad es ke la semana ke viene me meten a un centro. No quiero ke nadie pase por esto. Ánimo chicas no lo hagáis. Todas estáis estupendas.

También noto algo aún más extraño. Detrás de estos sitios y blogs hay dos nombres simbólicos reiterados. Ana y Mía.

Son una especie de entidades psíquicas. Diosas, fantasmas o ángeles. Ana y Mía proclaman la excelencia. Motivan a las chicas a alcanzar la perfección. Las mujeres que se identifican con Ana (anorexia) y Mía (bulimia) se hacen llamar así también.

¿Soy Ana, Mía, o las dos?

¿Debo rezarle a una, a la otra o a ambas?

Pongo la computadora en estado de hibernación y me voy a mi cuarto. Es la una de la mañana. Trataré de dormir, aunque de antemano sé que no lo conseguiré. A las tres salgo al pasillo central de la casa. Las paredes rechinan. Desde que mi padrastro se fue, la casona me da miedo. Voy al baño de visitas. Es el más grande y el único que tiene espejo de cuerpo completo.

Hay silencio absoluto. Dejo la luz apagada. Por la ventana se filtran tenues rayos luminosos provenientes de un lejano farol. La penumbra es suficientemente clara para permitirme distinguir los objetos en el baño. Me paro frente al espejo. Un escalofrío lento me enchina la piel. Justo detrás de mi silueta en el cristal, hay alguien. Me muevo despacio para tratar de distinguir si la sombra se mueve conmigo. No. Se queda estática. Me observa cínicamente justo por encima de mi cabeza.

—¿Quién eres?

No contesta. Sabe que la he descubierto. Se esfuma despacio, y aunque no puedo verla más, la siento aquí, junto a mí. Enciendo la luz.

Regreso a la cama. Me tapo con las cobijas, pero mi mente no deja de pensar en la entidad que me visita. Recuerdo algunos adjetivos de la web.

Musa, inspiración, modelo. Poesía, arte, ciencia. Virtud, eficacia, disciplina.

—Ya sé quién eres —digo en voz alta—, te llamas Ana...

Regreso a la computadora.

"Ana. Dame consejos".

Sólo tengo que escribir esa frase en diferentes chats, buscadores y blogs. La cantidad de notas que encuentro es interminable.

Imprimo. Doblo las hojas y las guardo en mi bolso.

Luego llego a un portal que me quita el aliento. Puedo comprobar lo que tanto temía. El fantasma del espejo es real. Existe y tiene total autoridad sobre mí. Leo sus mandamientos sin poder creerlo. Siento un ligero temor al principio, pero luego me hago a la idea de que formo parte de esto.

Los mandamientos de Ana:

1. No comerás sin castigarte después.
2. Harás cualquier cosa por adelgazar más.
3. Dirás todos los días al levantarte: "Ana es el camino por el que se llega a la perfección".
4. Odiarás a los nutricionistas.
5. Te sacrificarás por ti, por nadie más.
6. Mentirás sin sentirte culpable.
7. Te maquillarás para que no se te noten las ojeras y la palidez.
8. ¡No te detendrás! Ya tomaste una decisión.
9. Dejarás a tu familia y amigos para unirte a otras Anas.
10. Maldecirás a todos los que traten de hacerte engordar.

Descubro que estos mandamientos y algunas variables de ellos están al alcance de todos y hay miles de personas en el mundo que los siguen.

Si existe cierta depravación escondida en la sustancia, yo misma la tengo. Pertenezco en cuerpo y alma a Ana. Sus preceptos son útiles, necesarios. Los repaso varias veces. Sé que debo aprendérmelos.

Me convertiré en miembro activa del club *Thinspiration*. Estoy en la cima del mundo. Ahora ya nadie me hará volver a ser gorda...

11

LA ZONA MUERTA

Varios motivadores famosos me dan ánimo. Gritan al unísono:

—¡Tú puedes! ¡Eres ganadora! ¡Todo es cuestión de actitud! ¡No pierdas el optimismo! ¡Vamos! El poder está dentro de ti...

Soy alpinista. Escalo un enorme muro de piedra. No llevo arnés ni guardas. Si resbalo, me mato.

—¡Puedes lograrlo Bibi-Ana! ¡No te des por vencida! ¡Concéntrate! Fuiste hecha para triunfar.

Sigo subiendo.

Me mueve el deseo de llegar a la cima para demostrarle a la gente que soy poderosa, fuerte, segura de mí misma. Antes se burlaban de mí. Ya no lo harán. Lucho contra calambres, ataques de pánico, miedo y agotamiento; por fin, alcanzo la meta: la cima del éxito. Lo que toda mujer desea: ser bella y delgada. Campeona. Digna de elogios. Veo el mundo desde arriba. Entonces percibo que no estoy sola. Dos mujeres hermosas se hallan a mi lado en la punta de la montaña. Son atléticas y magnéticas; majestuosas y esplendorosas. Vestidas con lenguas de fuego. Una me dice:

—¿Vas a detenerte aquí? Tú puedes subir más alto aún. Cualquiera logra llegar a este punto. No es un gran mérito. Mira —señalan hacia mi espalda; en efecto, se yerguen enormes rocas tenebrosas como gárgolas dormidas que no había visto antes—. Esos sí son terrenos para personas superiores. Tú eres perfeccionista. No aceptes menos que la perfección. Atrévete. Nosotras te acompañamos. Somos Ana y Mía...

Me convencen. En cuanto avanzo hacia los nuevos picos, oscurece; una densa neblina me envuelve. El paisaje se hace siniestro. Ana y Mía escalan delante de mí. El fuego que las rodea se extingue poco a poco para dar lugar a un ropaje negro que revolotea a jirones con el viento. Tengo miedo. Este lugar es lúgubre. Miro hacia abajo. Hay un abismo infinito. Si me suelto moriré. Debo seguir escalando. Entre las sombras percibo más gente aferrada al muro. La mayoría son chicas iguales a mí. Chicas agotadas. Chicas desahuciadas. Tratan de continuar subiendo. Nuestras líderes, Ana y Mía, voltean a verme. Sus rostros se han deformado. Son inhumanos. ¿Qué sucede? ¿Dónde estoy? Lo defino en tres palabras: *La zona muerta*.

Siempre me dijeron que el infierno se hallaba debajo de la tierra. No es así: ¡está en la cima! Las mismas leyes de superación que nos ayudan a lograr cualquier meta pueden llevarnos a la ruina. El llanto y rechinar de dientes se escucha con claridad en las alturas de los éxitos a ultranza. Rechinan mis propios dientes. Yo misma lloro hasta la total sequedad.

Toco mi rostro con la mano. Se ha deformado. Me he corrompido. Soy una aberración. La peor degradación moral y la porquería más grande de la sociedad están aquí. En la soberbia del triunfalismo fatuo. La piedra sobre la que me apoyo se ha enfadado. Quema.

Doy un alarido de terror. Resbalo. Intento aferrarme a la dura roca hostil. No lo logro. Caigo al vacío como plomo sin vida. Mi estómago se queda en las alturas. Luego, baja. La gravedad me atrae con poder inusitado. Mi caída es larga, espantosa, enloquecedora. Justo antes de estrellarme en el suelo despierto con un sobresalto.

Me incorporo, transpirando frío.

Esto fue más que un mal sueño, ¡fue un reflejo de mi realidad! Por eso no siento alivio al despertar: de forma análoga estoy viviendo la misma pesadilla.

Miro el reloj. Son las nueve de la mañana. Mamá ya se ha ido a trabajar. Estoy sola en casa. Me levanto de la cama.

Voy al baño y abro la regadera. Evito mirarme al espejo. Sé que soy una gordinflona, mofletuda, rechoncha de caderas cuadradas. Me desvisto y entro a la ducha. Tengo la lucidez suficiente para comprender que estoy enloqueciendo.

—Ana y Mía —invoco—, ¡ayúdenme! Ustedes me metieron en esto.

Casi como si escuchara sus voces, pienso:

"Lo tuyo *no* es una enfermedad, es un estilo de vida. ¡Acéptalo! ¡Defiéndelo! Nadie dijo que fuera fácil ser una princesa. Recuerda el mandamiento número ocho: '¡No te detendrás! Ya tomaste una decisión'".

Salgo del baño y me atrevo a verme en el espejo. Ahí estoy; débil, apagada, con mirada triste, pero ¡gorda!, ¡rechoncha!, ¡repolluda! Todos mis problemas se solucionarían si al menos, después de tantos sacrificios, fuera más esbelta.

Ana susurra en mi oído que me ayudará a adelgazar.

Ella está de mi lado.

Decido faltar a la escuela.

Enciendo la computadora y entro a Internet. Analizo con sumo cuidado todas las páginas de Ana y Mía. Chateo con decenas de chicas; finalmente hallo una que parece mi alma gemela. Comenzó sus dietas a los quince años. Su padre la abandonó. Estudia la misma carrera que yo. Intercambiamos direcciones electrónicas y de *messenger*. Después de varias horas de chatear decidimos llamarnos por teléfono.

Se llama Ana-Laura.

Su voz suena ronca y débil. Apenas parece tener fuerzas para hablar (igual que yo). Vive en mi ciudad. Dice que ha pensado mucho en quitarse la vida. ¡Qué coincidencia! Me invita a su casa. Debemos hablar. Intercambiar ideas. Apoyarnos. En son de broma comenta que, incluso, si de verdad queremos suicidarnos, podríamos hacerlo juntas.

Decido ir a verla. Recopilo en un bolso el material que me inspira y ayuda. ¡Pero estoy más cansada que nunca! De seguro mis niveles de azúcar y presión arterial se hallan por los suelos. Paso por la cocina y tomo un chocolate. Lo chupo muy despacio. Sé que estoy engordando al hacer esto, mas por otro lado noto cómo mi corazón recupera el ritmo. Ya tengo mi bolso en el hombro cuando escucho que alguien toca a la puerta con insistencia. ¿Quién podrá ser? Los golpes son violentos.

El timbre también suena.

Es muy extraño. Esto no me gusta. Últimamente se ha desatado una ola de violencia y yo estoy sola.
Insisten.
Me armo de valor. Abro la puerta interior. Parada en el garaje, pregunto quién es. Nadie contesta. Llaman de nuevo.
Con temor y recelo destrabo la cerradura.
¿Estoy soñando otra vez?
No puedo creer lo que ven mis ojos. Enfrente de mí está él. La persona a quien he esperado volver a ver durante casi cuatro años. El único que me motivó a comer cuando sufrí un desmayo y mi principal influencia para adelgazar cuando engordé demasiado.
—¿Papá?

Me arrojo a su cuello.

Me abraza con calidez, pero brevemente. Se separa de mí, aterrorizado.
—¡Sirenita! ¡Dios mío! ¿Qué te pasó? ¡Señor Santo! Estoy tocándote el esqueleto. ¡Ésta no eres tú! La última vez que te vi, tu cuerpo era hermoso.
—Aquella noche apenas pude ponerme el vestido. Después engordé más. Dejé de ser una sirena y me convertí en ballena. Por eso hice dieta... pero sigo sin lograr el peso que quiero.

—¡No! ¡No! ¡No! ¡No! —se tapa media cara con una mano y lleva la otra a su cabeza—. Te estás muriendo. ¿Nadie se da cuenta? ¿Dónde está tu madre?

—Se fue a trabajar. Pero no te enojes con ella. Siempre trata de hacerme comer.

—¡No es suficiente! ¿Acaso está ciega?

—Normalmente uso ropa holgada y me maquillo... Hoy no lo hice porque voy a visitar a una amiga... Me espera.

—¡No irás a ningún lado! Te llevaré al hospital. Necesitas atención urgente.

—Exageras, papá.

Me abraza, pero esta vez su mano va directo hacia mi dije de oro y trata de arrancármelo. ¡Ése no es mi padre! Él jamás me robaría. ¿Por qué mis sensaciones y sentimientos son tan confusos? ¿Qué sucede? Lucho por separarme. Me cuesta trabajo. Lo logro. Un escalofrío electrizante recorre mi espalda. El hombre que me tiene en sus brazos no es mi padre.

Es mi padrastro.

—¡Quieta, muñeca! Déjame revisarte.

Levanto la mano derecha para golpear su horrible cara con todas mis fuerzas. El bofetón es certero. Se hace para atrás y me deja caer. Le digo:

—Lárgate. No quiero verte.

—Ven acá. Necesitas ayuda. Yo te la daré.

—Tú no puedes ayudarme, idiota.

Intenta levantarme, pero le doy una patada en la entrepierna. Se encorva por el dolor. Voy a la calle y corro. Quedo exhausta a los pocos segundos. Me apoyo en un poste.

Un automóvil se detiene. Dos personas salen de él y se apresuran a ayudarme.

Las reconozco. Sus ojos de fuego son inconfundibles.

—¿Ana? ¿Mía? Ayúdenme. Mi padrastro quiere dañarme.

—Tranquila Bibi-Ana. Ya estamos aquí.

Me cargan hasta el auto. Cierro los ojos y me dejo llevar.

A lo lejos escucho el bip intermitente de los aparatos que monitorean la condición clínica de *alguien*.

Viviendo en la *zona muerta* es difícil distinguir fantasías y realidades; separar las sensaciones propias de las ajenas.

No tengo fuerzas para moverme. Entre velos distingo mi brazo izquierdo canalizado a una manguera de suero. ¿Estoy en una sala de terapia intensiva? ¿La enferma soy yo? A pesar de mi debilidad, escucho y comprendo los diálogos de la gente que me rodea.

—¿De dónde sacó su hija esta información?

—No lo sé, doctor.

—Señora, ¡usted es su madre! ¿No se ha dado cuenta de que Bibiana obedece ciegamente una filosofía perjudicial? ¡Mire cuántas fotografías de modelos anoréxicas traía en su bolso! Ella admira a estas mujeres. ¡Quiere ser así! Ahora vea esta hoja con mandamientos de una secta sin nombre. Escuche las absurdas recomendaciones.

¿El médico hurgó en mi bolso? ¿Quién le dio derecho? Ha invadido mi privacidad. Lo oigo leer en voz alta los consejos que imprimí. Al hacerlo hace pausas para burlarse de ellos y mencionar cuán estúpidos o nocivos son.

- Si todavía tienes menstruación, aprovéchala. Toma 5 aspirinas para que sangres mucho. Eso te bajará de peso.
- Dale tu comida al perro.
- No te abrigues cuando tienes frío; así, tu cuerpo consume más calorías.
- No salgas a la calle con dinero, es una tentación para comprar comida.
- Cada vez que sientas hambre, cuenta hasta mil y piensa en toda esa gente que se rio de ti por ser gorda.

- Pica la comida en trozos pequeños y tarda más de 20 minutos en probar el primero, pasado el tiempo ya estarás aburrida y no querrás comer.
- Bebe agua a mares, cuanto más fría, más calorías quemarás.
- Habla con Anas, apréndete de memoria las páginas pro.
- Mastica hielo.
- Compra ropa adecuada, córtate el pelo, toma laxantes, muérete de hambre, haz lo que sea para ser más delgada.

El médico parece furioso. Sigue argumentando contra el peligro de esas ideas absurdas y anuncia que en cuanto me recupere ordenará mi traslado a un hospital especializado en trastornos alimentarios. Me canso de escucharlo. Aunque ese sujeto antipático discurra peroratas viscerales, al final haré lo que yo quiera... Así que, para empezar, decido dormir.

12

TODOPODEROSO

Varias horas después, despierto.

Ya no hay monitores alrededor. Me hallo en un cuarto privado. Estoy repuesta. Fortalecida. La sensación es agradable y preocupante a la vez. ¿Acaso están metiéndome comida por la vena? ¿Tratan de engordarme sin mi autorización? Pienso en jalar la manguera del suero, pero mamá me descubre.

—¡Bibiana! ¡Ya despertaste! ¿Cómo te sientes? El doctor dijo que metiste a tu cabeza ideas tontas y por eso enfermaste. Mira. Traje tus películas favoritas para que te distraigas y empieces a comer —mamá levanta una bolsa llena de discos—. *Titanic*, *King Kong*, *Poseidón*, *Pearl Harbor*, *Indiana Jones*, ¡ah! —sonríe pueril—, traje también las que a mí me gustan para que las veamos juntas. La colección de Pedro Infante y Tin Tan.

Muevo la cabeza. Es una estúpida.

—¿Dónde está papá? —le pregunto.

—¿Qué?

—Vino a verme esta mañana, aunque después todo resultó muy confuso.

—De seguro fue una alucinación, hija. Llevas tres días inconsciente.

—No es posible.

—Tu padre está en la cárcel.

Una ola de tristeza me quita el aliento. ¿Entonces fue mi padrastro?

—Bibiana, tranquilízate. Mira. Hay dos personas que han venido a visitarte. Están en la sala de espera. Si quieres las dejo pasar y después vemos películas.

Asiento. Ya no me importa nada. Las llama.

Mi compañera Liz entra al cuarto acompañada de una mujer alta y rubia.

Mamá me deja sola con ellas.

—Hola, amiga. ¿Cómo te sientes?

—Bien, Liz.

—¿Ya no estás enojada conmigo?

—Supongo que me acusaste por mi propio bien. Eso se dice en estos casos, ¿no?

—Bibiana, quiero presentarte a Sarah. Es psicoterapeuta. Nosotras te recogimos en la calle y te trajimos aquí. Estabas desfallecida, abrazando un poste. Íbamos a tu casa para charlar contigo... Vimos lo que traías en tu bolso de mano...

—Gracias por difundirlo —respondo—, violaron mi privacidad. Ya escuché al médico carcajearse.

—Él necesitaba esa información... Pero hay otras cosas que debes saber.

Me encojo de hombros.

—Adelante. Estoy atrapada en esta cama.

Sarah comienza a hablar.

—Yo trabajo ayudando a mujeres con problemas similares al tuyo. He usado todos los métodos y he visto casos extremos. La mayoría de mis chicas están sanas, como Liz... Otras, que rehusaron el tratamiento, fallecieron. La diferencia la aportaron ellas mismas. No importa lo que hagan los médicos y familiares de un paciente anoréxico. Si él no quiere sanar, no sanará jamás.

—Yo no estoy enferma. Es un estilo de vida. A veces cuesta, pero nadie dijo que fuera fácil buscar la perfección.

—¡Alto, Bibiana! Desengáñate. Estás enferma, y necesitas aceptarlo para curarte.

—¿Enferma de qué?

—Tienes un trastorno alimentario. Es algo grave. Como pocas enfermedades afecta las tres dimensiones de tu ser. *Físicamente*: tu cuerpo se ha condicionado a trabajar con muy poco alimento y tu estómago se ha encogido hasta casi desaparecer. *Psicológicamente*: tu mente ha creado conductos de pensamientos obsesivo-compulsivos hacia la comida y ha modificado su sentido de percepción (por eso te ves gorda en el espejo, aun estando muy delgada). *Espiritualmente*: has caído en las redes de una especie de religión en la que los adeptos no necesitan reunirse en celebraciones, pero son víctimas de una influencia destructiva.

Logra captar mi atención.

Lo nota y prosigue.

—Leí las recomendaciones y los mandamientos que llevabas en tu bolsa. Para salir de la anorexia, primero deberás expulsar esa influencia espiritual intangible, después trabajaremos con tu área psicológica y, finalmente, con tu dimensión física. En un tratamiento efectivo, las cosas se hacen en ese orden.

—¿Có... cómo me deshago de Ana y Mía?

Se hace el silencio. No esperaban mi pregunta. Agrego:

—Son muy poderosas y... forman parte de mi mundo.

—Bien —Sarah suspira; piensa—. Mira, Bibiana —se pone de pie y cierra la puerta de mi habitación, después baja el botón de la electricidad. Nos quedamos a oscuras; deja que la negrura se haga patente—. Ana y Mía son oscuridad; ellas le dan a tu vida este aspecto. Ahora, observa —enciende la luz—. ¿Viste? ¡Las tinieblas no pueden cohabitar en un mismo espacio con la luz! En otras palabras: cuando llega la luz, las tinieblas se van...

—No acabo de entender.

Le pide a Liz que saque del portafolios una computadora portátil que se conecta inalámbricamente a Internet.

—Por favor, observa este video.

Se enlaza al portal de *Youtube*. Escribe una frase en el buscador; agranda la ventana y pone la computadora sobre mis piernas. Me acerco para apreciar mejor. Se trata de una interpretación mímica con música de fondo. Dura sólo cinco minutos y medio. No la entiendo. Me encojo de hombros. La repite. Sigo sin comprender. Vuelve a ponerla. Al fin, el mensaje baja a mi discernimiento. ¿Cómo puede ser tan simple?

—Quisiera verlo de nuevo.

—Las veces que quieras.

Me explican que hay muchos videos similares en *Youtube*, pero el más interesante ha sido visto por casi tres millones y medio de personas. Me imagino que la chica del *play* soy yo.

Estoy inerte, sin vida. El Creador se acerca y sopla sobre mi rostro. Respiro, abro los ojos y mi corazón late por primera vez. Dios me enseña a moverme. Me llena de detalles y amor. Formo parte de él, y él crea para mí las montañas, los paisajes, las flores, los frutos, las aves, los animales, el agua. Estoy radiante de alegría. La paz total ilumina mi rostro. Bailo con Dios.

Aparece un muchacho apuesto que me toma de la mano y me jala suavemente. Pone en mi boca una rosa que traía en la suya. Dios observa cómo me alejo de él; me hace señas para que vuelva, pero yo me quedo perpleja de su seguridad y esbeltez. Es tan sensual que me siento gorda y fea a su lado. Percibo cuánta grasa he acumulado en la cintura y en las caderas. Entonces me provoco el vómito.

Mientras tanto, Dios observa. Sigue cerca de mí, entristecido, y haciendo movimientos para que me vuelva hacia él, pero sin intervenir; respetando las decisiones que tomo...

Pierdo el sentido de mi vida. En el clímax de mi desesperación aparece otro ser, vestido de negro trayendo un cuchillo y convenciéndome de que me corte las venas. Lo intento sin éxito. Una chispa de lucidez me hace rebelarme. Trato de regresar a mi Creador, pero el encapuchado se interpone. Me convence de que no valgo nada. Pone una pistola en mis manos y me incita a dispararme en la cabeza. Tiene razón. Soy una gordinflona, mofletuda, rechoncha de caderas cuadradas. Llevo la pistola a mi sien y trato de apretar el gatillo. Mi mano tiembla. ¿En qué momento caí tan hondo? ¡Antes yo era feliz! A punto de suicidarme, el pánico me paraliza. ¡Debo hacer algo! Ya no tengo nada que perder. Arrojo el arma y corro hacia mi Creador. Me topo con una barrera infranqueable. El galán que me sedujo, el tipo millonario, la amiga borracha, la modelo anoréxica, el individuo del suicidio. ¡Todos se atraviesan! Me impulso y me estrello de nuevo en la muralla de adversarios. Lo intento otra vez, ahora con más fuerza. Reboto y caigo. Siento los tirones hacia abajo. Hay rayos y truenos en el ambiente. Lucho, desesperadamente. Moriré en el intento si es necesario, pero no me rendiré. Necesito liberarme de este mal. ¡Tengo que lograrlo! Quiero dejar esta vida de amargura y dolor. Necesito la paz que algún día conocí. Los seres que me obstaculizan el paso son más fuertes que yo. Grito. Lloro. Sigo luchando. En la pelea pierdo la tela negra que me cubría. No me doy cuenta de que mi ropa ahora es blanca. Sigo chocando, sufro heridas, golpes, humillaciones. Mis fuerzas se agotan. A mí me dijeron que "todo *se puede* con buena actitud", pero no es cierto. Por más que lo intento, simplemente *no puedo* llegar a mi Creador y sanar. Recibo un golpe fatal que me derriba. Entonces ocurre el milagro. Dios mismo decide venir. Llega hasta la podredumbre de mi mundo y se interpone entre mis enemigos y yo. Son muchos contra él. Hay gritos, estruendo, brillos, reflejos, centellas.

Guerra en el cielo. Mientras se libra esa batalla recupero mis fuerzas. Puedo levantarme muy despacio, sintiendo que vuelvo a ser yo misma. Al fin, después de una cruenta lucha, Dios derriba a los seres que me tenían prisionera. Se yergue poderosamente y me abraza. Siento su amor incomprensible. Inmerecido. Sublime. La sonrisa regresa a mi rostro.

—¿Comprendiste la idea? —pregunta Liz.

Asiento sin levantar la vista.

—La clave —explica Sarah— será rebelarte ante la situación actual. ¡Decidirte a luchar con todo tu ser en contra de la enfermedad!; usar cada molécula de ti para enfrentar tus fantasmas. ¡Pelear a muerte si es necesario en busca de la luz!

—Sin embargo —susurro—, de todas formas no lograré vencer. En el video se ve. Los seres oscuros son más fuertes que yo.

—Tienes razón, pero aun así, necesitarás pelear contra ellos. Cuando Dios observe tu necesidad, tu convicción y tus anhelos; cuando escuche tu voz clamando y perciba la sinceridad de tu corazón, él mismo vendrá hasta ti, poniéndose como coraza protectora. Entonces podrás levantarte.

—Sólo tengo que...

—Luchar abiertamente, Bibiana. ¡No aceptes la anorexia ni la bulimia! Repudia todas esas frases, consejos o mandamientos que hallaste en Internet. Rechaza la doctrina falsa de la delgadez extrema.

Una idea aterradora me alarma.

—¿Eso significa que debo aceptar ser obesa?

—¡No! Obesidad y escualidez son dos extremos del mismo desorden. La virtud se halla en el punto medio. Tú fuiste creada para ser saludable y la salud proviene de la alimentación equilibrada y el ejercicio diario. Si haces lo correcto, estarás sana, pero también delgada.

No discuto más. Dirijo mi vista a la entrada de la habitación; como audiencia silenciosa, mi madre, y el médico escuchan la charla.

—¿Qué sigue? —pregunto.

—Mañana te daremos de alta —informa el doctor—, pero recomendaré tu ingreso a un hospital especializado.

—No hará falta —le digo—, voy a comer...

El hombre duda. Se tragó mi mentira. Sonrío por dentro. Esta gente piensa que me han convencido con un videíto.

—Usted es psicóloga, ¿verdad?

—Sí —responde Sarah—. Y le daré seguimiento a Bibiana hasta que se recupere. Hoy dimos un paso importante.

—Ya veo. Necesito que me firmen cartas responsivas.

Alguien toca a la puerta. Es un policía. Pregunta por mamá.

—¿En qué puedo servirle?

—Estamos buscando a esta persona —le muestra una fotografía.

Palidece.

—Es mi exesposo...

—¿Puedo hablar un momento con usted a solas?

—Claro.

Salen de la habitación. Las visitas se despiden.

Mamá regresa después de unos minutos.

—Tenías razón —comenta con la vista perdida—, tu padre, *en persona*, fue a verte. Se escapó de la cárcel.

13

EL SILENCIO DE
LOS INOCENTES

Mamá me prepara una hamburguesa para cenar.

—¡No puedo comer esto! ¡Aunque quisiera no puedo! El doctor dijo que debo comenzar con sopas ligeras y papillas de bebé.

—Desde que saliste del hospital, hace dos semanas, devuelves todo lo que te doy. Tal vez si pruebas algo sabroso.

—¿Sabroso? ¡Esto es pura grasa animal saturada!

—¡Trata de comer!

A la segunda mordida, vomito sobre la misma hamburguesa.

—¡Lo hiciste a propósito! ¡Tonta! Así jamás te vas a recuperar.

—No fue intencional. Créeme.

—¡Sí lo fue! —en un arranque de histeria, mamá arroja el plato con comida al piso. Se hace trizas. Llora de impotencia. Bienvenida a mi pesadilla. Nos miramos con insondable perplejidad.

—¿Puedo irme?

—Sí.

—¿Me dejas conectar la computadora? Te juro que no voy a entrar a ninguna página web. Sólo necesito distraerme. Revisar mis *e-mails* y pedir la tarea por *messenger*. Quiero ponerme al corriente en la escuela.

Accede. Parece devastada. Voy a su cuarto. Saco el CPU y el monitor del clóset. Llevo todo a mi mesa de trabajo. Acomodo los cables con rapidez. Enciendo la máquina.

Últimamente he pensado mucho en la chica que conocí en el chat. Aunque no la conozco en persona, sé que, como yo, pasó por una crisis terrible. Siento desasosiego por haberla dejado plantada. Ella necesitaba una amiga que la entendiera.

El nombre de Ana Laura aparece como usuario no conectado. ¿Estará bien? Voy a la bandeja de correos recibidos. Hallo su dirección y teléfono.

Llamo. Me contesta una mujer de voz lúgubre, casi masculina.

—¿Puede comunicarme con Ana Laura?

—¿Quién llama?

—Bibiana.

—Mi hija se llamaba *solamente* Laura.

—¿Cómo?

—Cambió su nombre...

—¿Dijo "se llamaba"?

—Murió hace tres días —pierdo el habla; un estremecimiento lento me invade—. Bibi/Ana —prosigue a duras penas—, suponiendo que te llames así; ten cuidado. El juego de ustedes es mortal. Quieren ser delgadas, pero no se dan cuenta de que traspasan una frontera sin retorno. No hay nada más terrible —comienza a gemir—, que ver morir a una hija de hambre, con un plato de alimento frente a ella.

Cuelga.

No puedo decir nada por el resto de la tarde. La profunda aflicción de esa mujer desconocida me retumba en la cabeza.

Se hace de noche. Duermo poco. Mejor dicho, dormito a intervalos.

Al día siguiente no desayuno. Pero tomo mis vitaminas. Estoy como perdida. Tengo un alto grado de angustia. Voy a la escuela. He perdido capacidad para concentrarme y memorizar los datos más simples. Al terminar las clases subo al auto de Liz sin decir ni una palabra. Ella tampoco pregunta;

se lo agradezco en secreto. Me lleva, como cada tercer día, al consultorio de Sarah. Está en un edificio ejecutivo.

La terapeuta me espera.

—¿Cómo te sientes hoy?

—Mal. Muy mal. Mi estómago rechaza todo alimento, ya no necesito inducirme el vómito porque en cuanto trago cualquier bocado lo devuelvo automáticamente; incluso desde que pongo comida en mi boca me siento rarísima; ¡ya ni siquiera recuerdo cómo masticarla! Me costó mucho trabajo aceptar que estoy enferma. ¡Ya lo reconocí! ¡Ahora haz algo por mí!

—¿Crees que yo o alguien más puede hacer algo por ti?

Cuando Sarah pregunta, me obliga a pensar, pero a veces prefiero reservarme mis respuestas. Sí. Lo sé. Esta lucha es personal. Sólo preciso ganar unos milímetros de terreno cada día y no volver atrás.

—Hace poco murió una amiga que conocí en el chat —le digo—. Tengo mucho miedo de terminar igual.

—¿Recuerdas lo que te dije respecto al periodo de recuperación?

—Que iba a ser duro y hasta doloroso.

—Así es. Esfuérzate y sé más valiente de lo que fue tu amiga.

Salgo del consultorio con nuevos deseos de perseverar.

Pero pasan los días y no hay progreso.

En mis sesiones diarias de "te-preparé-una-delicia-al-menos-pruébala", con mamá, si después de muchos intentos logro retener algo, la sola idea de engordar me aterra, y mi sistema digestivo inicia sus contracciones. Hago un esfuerzo sobrehumano para no vomitar. Sudo. Tiemblo. Grito. Camino de un lado a otro, me muerdo los dedos, golpeo mi cabeza contra la pared. Me llamo tonta e inútil y me tiro al suelo llorando para rogar a mi madre que me deje vomitar una vez más, ¡sólo una!; prometo que será la última. Mamá no acepta y me pide que trate de controlarme, pero yo sólo pienso que no debo quedarme con *eso* dentro, un dolor sordo en el estómago acompasa mi mente con obsesiones insoportables. ¡No quiero estar gorda!, ¡no de nuevo!, ¡no después de todo lo que me ha costado adelgazar un poco!; necesito sacar de mi cuerpo esa grasa que me está inflando. El aire escasea en mis pulmones, el corazón se acelera, parece que va a reventar, siento frío extremo. Mamá me tapa con una cobija y a los pocos segundos hiervo de calor; las manos me hormiguean; quiero arrancarme la piel; el terror se apodera de mí.

Vamos al hospital.

Me hacen exámenes de nuevo. Ultrasonidos y auscultaciones. Parezco simio porque me ha salido un vello muy fino en todo el cuerpo y los dientes se me están aflojando.

El médico hace uno de los anuncios más terribles que he escuchado en toda mi vida. Casi no puedo creerlo.

—Tus ovarios se han encogido y presentan una atrofia crítica. También tu matriz ha sufrido daños graves por la falta de alimento. Es probable que jamás puedas tener hijos.

—¿Qué?

Siento que enloquezco. Esto no puede estar pasando. Me mandan con un psiquiatra residente. Diagnostica que sufro crisis de pánico provocadas por el miedo irracional a engordar. Me receta antidepresivos, ansiolíticos y sedantes. Un cóctel de drogas. Le llamo a Sarah para preguntarle su opinión. La escucho desanimada.

—Yo pensé que saldrías adelante sin necesidad de medicamentos psiquiátricos. Ya bastante trabajo nos ha costado acabar con tu adicción a los somníferos.

—¿Me tomo lo que me recetaron?

—Por un tiempo...

Sarah es mi amiga. Confío en ella, y esta vez no me gusta su tono de voz. Me duele decepcionarla. Decido no tomar las medicinas. Tengo que poder yo sola. Pero lejos de mejorar, las cosas empeoran. Mis crisis se hacen cada vez más fuertes.

"¡Bibiana, come!", me dicen todos; desconfío de la gente. ¿Quieren que vuelva a subir de peso? ¿Por qué se empecinan en engordarme?

A veces logro conservar algo de alimento en el estómago y corro a mirarme al espejo sólo para comprobar lo que tanto temo: ¡me estoy inflando! Entonces rasguño mi piel hasta hacerme sangrar o me pellizco con fuerza provocándome moretones.

Ahora soy agresiva e irritable.

Ni yo me soporto. Ya no me quedo callada si alguien se mete conmigo. Devuelvo grito por grito e insulto por insulto. Estoy cansada de ser la niña sumisa, agachar la cabeza y condescender con todos. Llevo la violencia a flor de piel. Insulto a Liz. Injurio a mi madre, reto a los maestros, e incluso en la calle, lanzo piedras y hago señas obscenas a un ciclista que me dice "mamacita". Ya no estoy dispuesta a dejarme sojuzgar por nadie. Así que cuídense de mí. Soy como un perro rabioso dispuesto a morder. Ya no me importa si los demás se incomodan, se enfadan, me aprueban o reprueban. Quiero cobrarle al mundo todas y cada una de mis lágrimas. Sólo respeto a Sarah. Le platico lo que me pasa.

—La ira es parte de tu rehabilitación —responde—. Esta etapa pasará y encontrarás el equilibrio.

—¡Para ti es fácil decirlo! Me gustaría que te pusieras un día mis zapatos. ¡Dejarías de ser tan arrogante! ¡Sarah, yo no estoy aquí por gusto! ¡La sociedad me empujó a este barranco! Desde niña, mi madre me arrebataba los dulces de la boca. Decía que si los comía, iba a engordar. En mis cumpleaños todos comían pastel, menos yo. Aprendí que no merecía el amor de la gente a menos que me mantuviera delgada —comienzo a llorar, y las lágrimas me enfurecen—; Sarah, la publicidad relaciona belleza y amor con cuerpos delgados. Cada vez que encendemos la televisión nos llueven anuncios sobre nuevos productos para bajar de peso: pastillas, aretes, jabones, cremas reductoras y máquinas de gimnasio milagrosas. Apenas abrimos cualquier revista encontramos modelos esqueléticas luciendo los últimos modelos de la temporada y recetas *light*. Para la mayoría de las mujeres estar delgadas se ha convertido en un deber social. ¡La presión es terrible! La ropa que venden ahora es más pequeña y las tallas más justas. En muchas tiendas juveniles sólo ofrecen medidas chicas. Yo comencé a enfermar en los probadores. ¡Nada me quedaba! Mi madre se enojaba. ¿Entiendes?

—Si, Bibiana; entiendo y tienes toda la razón.

Me deja llorar por un rato. Luego declara:

—Ha llegado uno de los momentos más importantes de la terapia. Vas a encauzar tu ira de forma catártica; me hablarás de tu padre. Quiero que revivas los detalles más antiguos de tu relación con él.

Me obliga a hablar. Lo hago a la defensiva.

Sarah pregunta.

Es inquisitiva. No me permite dejar cabos sueltos... mascullo insultos y blasfemas. Cuando llegamos al recuerdo de aquella tarde, enmudezco. Yo tenía seis años. Sólo sé que había autos atravesados en la calle, gente, patrullas y sangre. Ignoro los pormenores, pero ella me obliga a enfocarlos. Me lleva de la mano a recordar cada hecho en orden inverso. De atrás hacia delante. Luego me fuerza a describir mis sensaciones: sonidos, aromas, luces, angustias.

Tardamos casi dos horas analizando... De pronto, el conducto se destapa. Revivo todo con absoluta claridad. Vocifero. Insulto y maldigo. Después balbuceo y sollozo. Al final lloro.

Sarah brilla, satisfecha.

—Cuando los inocentes sufren —me dice—, tratan a toda costa de callar. En la mente infantil no hay cabida para la maldad, así que por instinto los niños guardan silencio y entierran su dolor en el subconsciente. Años después, el dolor sale a flote. Lo que acabas de platicarme fue el detonante de tu problema. Bibiana, piensa: ¿qué es lo que realmente has querido vomitar? ¿Qué has deseado sacar de tu interior?

Asiento. Al fin comprendo lo que quiso explicarme cuando la conocí. Cuerpo, mente y espíritu, están interconectados.

—Ahora, dime una cosa. ¿Todavía charlas con Ana y Mía?

—A veces.

—Pues deja de hacerlo —se pone frente a mí para mirarme a los ojos y exclamar con autoridad inusitada—. Te lo ordeno.

Esa noche me encierro en el baño de visitas.

Es el más grande de la casa y en el que vi por primera vez las sombras sospechosas. Apenas entro, oigo un leve ruido en la regadera detrás de la cortina plástica, como si los espíritus estuviesen materializándose. Mi mente está descontrolada. Me paro frente al espejo de cuerpo completo y espero. Procuro no ver mi rostro cachetón ni mis brazos extragruesos. Aguardo con paciencia. Las sombras se moverán de un momento a otro.

—Sé que están aquí... —les digo—, ¡manifiéstense! —nada—. Ya me cansé de ustedes. Lo diré de una vez. ¡Ha sido suficiente! No van a destruirme a mí como lo hicieron con Laura y con muchas otras. Éste es mi cuerpo y yo soy la única que tiene derecho sobre él. ¡Así que lárguense! ¿Me oyen? —silencio; mi imagen en el espejo es rolliza—. ¡Dejen de mentirme! Yo no estoy gorda. ¡Lárguense! ¡Fuera de aquí! Jamás quiero volver a saber de ustedes. ¡Váyanse! —pierdo el control—. ¡Largo! —destrabo la barra del toallero para esgrimirla en mi mano derecha; la levanto dando un alarido—. Cierro los ojos y golpeo el espejo con todas mis fuerzas. Los vidrios saltan. Algunos caen sobre mi cara y ropa. Un pedazo de cristal afilado se queda bamboleándose sobre la pared. En ese triángulo agudo que cuelga, veo mi cara por primera vez en mucho tiempo como realmente es. Me alarmo. ¿Será posible? ¡Estoy flaca, esquelética, ojerosa! Como si se tratara de una película, observo escenas de un ente moribundo con cabello estropajoso y ojos hundidos vomitando sangre, retorciéndose de dolor junto el escusado. Soy yo. Me veo sin pechos, congelada de frío, con el corazón dañado, la matriz encogida, el estómago ulcerado y el cerebro en cortocircuito. Es como si al fondo de ese espejo triangular tambaleante se proyectaran las imágenes subconscientes de una identidad escondida que al fin sale a la luz. ¿Qué me he hecho?

Mi madre pregunta desde afuera del baño si estoy bien.

—Bibiana, ábreme.

Al girar veo con absoluta claridad que la cortina del baño se mueve de nuevo. ¿Algún pedazo de espejo saltó sobre el plástico y lo hizo desplazarse hacia la izquierda? No...

Hay una persona escondida en la regadera.

Mamá toca la puerta apremiándome. La ignoro. Trago saliva. Me aproximo despacio a la regadera, empuñando la barra del toallero. Empujo la cortina. Para mi sorpresa el palo choca con un cuerpo humano. Por instinto doy un paso atrás. Quedo arrinconada empuñando el toallero como arma. Aterrada contemplo, sin mover un solo músculo, la cortina tambaleante que resguarda al intruso. Quien se halle refugiado en la regadera del baño de visitas no sólo entró de forma clandestina sino que fue testigo impertinente de mi contienda con los fantasmas. ¿Y qué si me hubiese desnudado como a veces lo hago para mirar mi reflejo de cuerpo entero? ¿El fisgón hubiese permanecido incólume observando por el intersticio?

—¡Salga de ahí!

La cortina comienza a descorrerse muy despacio. Mamá toca otra vez.

—Bibiana, ¿estás bien?

Hago un esfuerzo por sacudir el miedo que me entorpece y abro la puerta. Me refugio detrás de mi madre.

—Hay alguien en la regadera.

Mamá detecta el espejo roto y el toallero desarticulado. Se pone tensa. Sabe que si ha entrado un maleante, estamos perdidas. Desde que mi padrastro desapareció, somos sólo dos mujeres indefensas viviendo en una enorme casona vieja.

14

MÁS ALLÁ DE LOS SUEÑOS

Al fin, el intruso se descubre por completo.

Es un hombre alto, de espalda muy ancha, barba canosa y cabello largo.

Tardo unos segundos en reconocerlo. Su mirada es única aunque su atuendo resulte extravagante.

Mamá reacciona con mayor rapidez que yo.

—¿Qué haces aquí? Voy a llamar a la policía.

—Espera. Sólo vine a despedirme.

—Papá...

—Sirenita, ¿no vas a abrazarme?

Me quedo quieta. Esta vez la exaltación de tener cerca a ese hombre tan amado y admirado ha cedido su lugar a un intenso sentimiento de repudio. Le reclamo:

—Si viniste a verme, ¿por qué no saliste de tu escondite en cuando me oíste entrar al baño? ¿Qué tal si me desnudo o me siento al escusado? ¿Eres otro pervertido?

—¡No, Sirenita! Tú comenzaste a hablar en voz alta de inmediato. Luego te pusiste histérica. Preferí ser discreto y esperar a que te calmaras.

—¿Discreto? —pregunta mi madre—. ¡Estás en nuestra casa sin permiso! Eso se llama allanamiento de morada. Otro agravante a tu lista. Los policías han preguntado por ti. Vienen una o dos veces al mes. Me dieron un teléfono de emergencia por si apareces.

Papá se acerca a mi madre con lentitud. Ella camina hacia atrás. Su rostro se llena de miedo. Siempre es impresionante comparar la gigantez de ese hombre con la pequeñez de su exesposa.

—¿Qué quieres?

—Ya te lo dije: sólo vine a despedirme de Sirenita.

—Pues hazlo rápido y vete.

—Hija —se dirige a mí—, voy a volver a salir del país y no sé si pueda regresar algún día. Hace varios meses tenía que haber viajado, pero vine a verte y me asustó tu delgadez; te abracé, me golpeaste, saliste corriendo y tus amigas te llevaron al hospital. Supe que estabas enferma y decidí quedarme cerca. Te he visto ir a la escuela, con Liz y al consultorio de la doctora Sarah. Investigué. Sé que estás pasando por una etapa difícil, pero te vas a recuperar. Sigue adelante. Cuentas con mi apoyo. Te quiero mucho. Me has motivado a superarme. Desde chiquita, cuando me pedías que te pusiera la película de *La sirenita*...

—Ya cállate, ¿quieres? —lo interrumpo—. ¡Tú eres la causa de todos mis problemas! Me echaste a perder la vida.

Guarda la respiración unos segundos. Después de la catarsis en el consultorio de Sarah, puedo pensar con más claridad respecto a mi padre. Es como si se hubiese encendido una linterna para verlo tal cual es.

—¿Por qué me dices eso, Sirenita? ¡Yo siempre te he protegido! Ya no estaba propiamente en una cárcel, sino en el Centro de reincorporación social. Ahí, los internos hacen estudios y trabajos técnicos; también reciben terapias con vías a recuperar su libertad cercana. Me gané esos privilegios, inspirado por ti. Siempre deseando cambiar y ser un buen padre. Entonces recibí tu carta. Me dio muchísimo coraje saber lo que te había hecho Aurelio. Durante varios días no pude dormir. El centro en donde estaba era de seguridad mínima. Me escapé para venir a visitar a tu padrastro. Hablé con él en cuanto lo vi salir de esta casa. Por lo que sé, no ha vuelto a molestarte.

—¿Qué hiciste? —exclama mamá—, Aurelio desapareció sin avisar. Ni siquiera se llevó su ropa. ¿Lo mataste?

—Sólo le rompí un brazo. Pero el marica me denunció. Ahora soy un prófugo reincidente. Si regreso, me darán veinte años...

—No... no... —mamá entrecierra los ojos—, no entiendo... ¿Dices que escapaste porque Bibiana te escribió una carta? ¿Qué carta?

En otros tiempos me hubiese achicado. Ya no.

—Aurelio me abofeteó —hablo sin una secuencia lógica—. Es un morboso. Siempre lo ha sido, mamá. Tú lo sabes. No lo niegues. Él voltea a ver el trasero de todas las mujeres aunque estés a su lado. Nunca ha trabajado. Pero eso sí, trae a sus amigos a la casa y grita como sultán. Pasé toda mi adolescencia huyendo de sus obscenidades. Le conté todo a papá por escrito...

—¿Y por qué no me lo dijiste antes mí?

—Te lo dije, pero no hiciste nada.

—Sirenita —dice papá—, yo sí hice lo que tú necesitabas. Te protegí, tal como me lo pediste en tu carta.

—Sí —respondo—, pero ¿escapaste cuando estabas a punto de recibir tu libertad definitiva, sólo para romperle los huesos a un pobre diablo que me molestaba?

—¡Y lo volvería a hacer! Haría cualquier cosa por ti.

—¿Entonces por qué te peleaste con aquel automovilista hace trece años? ¿Por qué no trataste de controlar tu ira y fuiste menos impulsivo, cuando el sujeto te estorbó con su coche? ¿Por qué te bajaste a pelear con él en plena vía pública? Durante mucho tiempo sólo recordé gente corriendo por la calle, gritos histéricos y autos atravesados; hoy sé que eras tú el centro de aquel vulgar circo romano en el que abundaban gritos y sangre. ¡No atropellaste a nadie como yo pensé! Sólo ocasionaste un pleito callejero. La esposa de ese señor suplicaba tratando de detener la pelea mientras tú le partías la boca y la nariz a puñetazos a su marido. La sangre se esparcía por todos lados. Los hijos del hombre lloraban y te pedían que no le pegaras más a su papá. ¡Pero estabas fuera de ti! Lo azotaste contra el pavimento. Cuando comenzó a convulsionarse, todavía lo pateaste. Mamá me abrazaba muy fuerte tratando de taparme los ojos, pero yo vi todo a la perfección. Vi morir a un hombre en tus manos. Vi a su familia enloquecer. Hubo muchos testigos. Había ríos de gente alrededor. Papá, ¿por qué si me querías tanto no pudiste contener tus impulsos machistas, animales? ¿En qué pensabas?

—Hija, ¡fue por defensa propia! Tal vez ya no te acuerdas, pero el pleito lo comenzó ese señor. No yo. Me cerró el paso y se bajó del auto con una botella en la mano amenazándome con romper nuestro parabrisas.

—Claro. Estuve en terapia y al fin recordé todo. Papá, ¡era sólo un parabrisas! ¿Qué importaba? Imagínate que lo hubiera roto y te hubieras quedado con los brazos cruzados. ¡Estaríamos juntos! Me habrías visto crecer. Aurelio jamás habría pisado esta casa... ¡Así es como yo necesitaba tu protección!

Esconde sus manos en los bolsillos, acaso para disimular algún movimiento de turbación. Luego habla con voz baja.

—De acuerdo, me equivoqué. Fue sólo un error.

—¿Sólo uno? Te acusaron de asesinato y huiste. ¡Nos dejaste solas! Mamá consiguió la anulación legal del matrimonio y se volvió a casar. Nueve años después, apareciste en mi fiesta de quince años diciendo que ya habías arreglado tu problema por completo y que querías que yo me fuera a vivir contigo. Pero investigué. Sé que tienes otra esposa y dos hijas más. ¿También ellas son tus sirenitas? ¡Me mentiste! ¡Me ilusionaste! Me hiciste extrañarte y soñar contigo, papá. Pero ya no. He sobrepasado la frontera. Ahora vivo más allá de los sueños. Desperté a la realidad.

Mi padre parece demacrado, viejo, consumido. Su barba y cabello largos lo hacen parecer un vagabundo. Sé que le he roto el corazón.

Tiene que irse. De seguro la policía está siguiéndole los pasos.

—¿Conservas los documentos que estaban en mi cartera?

—La licencia y tarjetas de crédito con tu nombre falso...

—Sí...

—Ahora las traigo.

Voy al tocador de mi recámara. Abro el cajón en el que guardo la llave y veo mis manos temblorosas fallando una y otra vez al tratar de insertarla en la cerradura de la puertita secreta. Estoy desecha por fuera y por dentro. Esta vez sé que he perdido a mi papá para siempre. Las emociones bullen dentro de mí provocándome una presión que está a punto de hacerme estallar. Tomo las tarjetas y volteo con brusquedad. Me encuentro con mi padre parado justo detrás de mí. Tiene el rostro ajado y dolorido, como si comprendiendo la magnitud de sus errores estuviese dispuesto a darlo todo para resarcirlos. Sus ojos emiten un mensaje de arrepentimiento inútil y tardío.

—Perdóname, hija. Tienes razón en todo.

Vislumbramos cuán espinosas pueden ser, para nosotros mismos, pero sobre todo para quienes amamos, las consecuencias de nuestras decisiones equivocadas. Nos abrazamos y lloramos sin hablar.

Ambos lo sabemos: ésta será la última vez que nos veamos.

15

CORAZÓN VALIENTE

Después de hacer ejercicio hasta quedar exhausta no quisiste desayunar. Caminaste hacia el espejo y luego de observar detenidamente cada parte de tu cuerpo te diste cuenta de que aún no estás delgada; recordaste ese frasco de pastillas que prometen ser el último descubrimiento para quemar grasa. "Una después de cada comida", dice la etiqueta. Decides duplicar las dosis para acelerar los beneficios.

Miras el reloj; ya es tarde; intentas vestirte pero nada te queda bien; no puedes mostrarte al mundo con ese cuerpo horrendo, así que sólo tomas unos *jeans* y una sudadera grande para disimular tu abdomen. Esta vez no tienes deseos de maquillarte ni de arreglarte el cabello pues crees que nadie se va a fijar en ti; pero cuando llegas al salón de clases detectas claramente a tus compañeros murmurando al verte pasar.

"¡Lo sabía; estoy cada vez más gorda!".

Al terminar las clases ves a tus amigas llenar su cuerpo de calorías; tú sólo pides un vaso con agua.

—Envidio tu fuerza de voluntad —dice una de ellas.

Entonces te crees especial; el vacío de tu estómago te hace sentir poderosa.

Horas después llegas a tu casa. Tienes hambre, vas por el bote con hierbas que quita el apetito. Lo bebes; te untas una crema reductora y haces más ejercicio; pero al terminar, el hambre se ha multiplicado. Comes fruta. Minutos después, imaginas la fruta creciendo en tu abdomen; sabes que hiciste todo mal y la frustración se vuelve más grande que tú. Vuelves al espejo sólo para observar cómo lo que comiste baja a tus caderas; puedes ver tus piernas hincharse hasta que crees que explotarán. Sin pensarlo, corres al baño a devolverlo todo.

Después de varios días de ejercicios extenuantes y dietas restrictivas te ves cada vez más gorda, a pesar de que todos a tu alrededor se muestran preocupados por tu delgadez. No comprendes qué pasa y eso te irrita; te pone triste; estás siempre cansada y con frío; hace dos meses que no tienes menstruación y tu corazón late de manera irregular.

Todos te dicen que estas enferma y te exigen que comas. No puedes; no quieres. Se te hace difícil decir *basta*. Prefieres pensar que todo marcha bien y aunque estás perdida dentro de un mundo de sombras, te sientes protegida y te aferras a la idea de que nunca saldrás de la oscuridad.

Pero hoy, amiga que estás leyendo esta carta, quiero decirte que sí puedes recuperarte, y que aunque no existe una varita mágica que haga desaparecer el problema de inmediato, puedes sacarlo de tu vida para siempre, como lo estoy haciendo yo. Lo más importante es que tengamos corazón valiente para liberarnos de la esclavitud.

Un compañero de la universidad me interrumpe.

—¿Qué tanto escribes, Bibiana?

—Una carta para las chicas que están sufriendo lo mismo que yo.

Parece no escucharme.

—Estás muy linda. Te sentaron bien las vacaciones.

"Lo sabía —me recrimino—, de seguro engordé otra vez".

Nuevamente pienso en dejar de comer, llenarme de laxantes y pastillas; pero me detengo. En cuanto mi compañero se va, hablo con Dios.

—Señor, me has visto pelear contra los fantasmas de la anorexia veinticuatro horas al día; ¡escucha mi voz! Nadie puede ayudarme. Sólo tú. Ven a protegerme como en aquel video, para que pueda levantarme.

Los meses siguientes sufro varias recaídas.

Poco a poco comienzo a comer normalmente y cuando siento el deseo irracional de devolverlo todo, corro a mi habitación y le pido al Ser Supremo que me proteja. Lo hago de rodillas, postrada, con verdadera convicción de que él me escucha. Funciona. ¿Es psicológico o espiritual? ¿Sugestión o verdad? Ya no me pregunto eso. Sólo acciono el poder de la fe.

Así es como finalmente y después de muchos meses puedo vencer el deseos de vomitar... y a medida que pasan los días, como un poco mejor cada vez. Mi piel recupera color y brillo, mis uñas crecen, el cabello luce sano y deja de caérseme.

Mi carácter mejora.

Ya no estoy irritable, ni de mal humor; aprendo que no necesito pelearme con el mundo para hacer valer mis derechos; no hace falta gritar para demostrar que soy fuerte; la verdadera entereza está en aceptarme a mí misma y ser noble con los demás.

Sigo escuchando críticas hacia mi cuerpo, pero ya no me preocupo por ellas. Aprendo a no dejarme llevar por la opinión ajena y a no pensar que todo aquel que murmura está hablando mal de mí.

Quiero escribir.

Sé que es mi deber hacerlo. Voy de nuevo a las computadoras de la universidad y trato de terminar aquella carta que comencé hace algunos meses para las chicas que están sufriendo lo que yo viví. Al retomar la idea, lo primero que logro expresar es algo muy distinto. Un escrito tenebroso.

Somos los fantasmas del espejo. Pudimos meternos en tu cerebro... Tú nos abriste la puerta. Entramos sigilosamente. No te diste cuenta de que estábamos ahí, porque te susurramos al oído muy bajito, con cuidado, para que no te sobresaltaras. Luego llegaste a creer que nuestras ideas eran tuyas. Nos volvimos tus mejores pretextos. Te ayudamos a escapar de la soledad. Te dimos un nuevo tema en qué pensar: las calorías. Te protegimos del mundo cruel y despiadado. Estuvimos contigo siempre. Nos usaste para esconderte y evadir tus conflictos. A cambio, te quitamos las fuerzas. Nos quedamos con tu vida.

Cuando, frente al inodoro, escupías con dolor sobre el agua ensangrentada, nosotras estábamos a tu lado. Te hicimos llorar y gritar. Te llevamos a la desesperación. Casi enloqueciste. Logramos que te odiaras. Te dijimos cosas terribles y tú nos escuchaste, nos creíste, nos dejaste moldearte a nuestro antojo. Te robamos tus sueños y nos quedamos con tus ilusiones. Y desde la primera vez que te hablamos hasta que eras un esqueleto, hicimos que te vieras gorda.

Queríamos destruirte. Pero nos reconociste. Te diste cuenta de que estábamos ahí. Te aferraste a tu Dios y nos diste la espalda. No sabemos cómo lo lograste... Ahora te alejas de nosotras. Eso nos llena de rabia, porque casi logramos nuestro propósito. Estuvimos a punto de matarte.

Han pasado cuatro años desde que dejé de vomitar y aún arrastro algunos problemas de salud: gastritis, reflujo gastroesofágico, osteoporosis y menstruación irregular. Los médicos no saben si mi aparato reproductor recuperará su funcionalidad. Pero estoy optimista, porque he decidido luchar por aquello en lo que creo. Tuve que morir para nacer de nuevo.

Así que escribo esta vez en otro tono, dirigiéndome a las chicas que pudieran estar viviendo algo como lo que yo viví.

Empiezo relatando mi fiesta de quince años.

Ahí fue donde todo inició.

SEGUNDA PARTE

ENSAYO DIDÁCTICO

INTRODUCCIÓN

La esencia de Bibiana es real. Existió tal como ha sido descrita. Casos como el de Bibiana abundan:[1]

- Durante la adolescencia, una de cada cuatro jóvenes hacen dieta, sin que casi ninguna tenga problemas de sobrepeso.
- El 87% de las adolescentes (15 años en edad promedio) han realizado dietas restrictivas. 11% se han provocado el vómito, 8% han usado laxantes, 12% han utilizado diuréticos, 27% han usado pastillas para bajar de peso.[2]
- La presencia de bulimia y anorexia en los países de occidente fluctúa entre 2% y 18% de la población.
- La tasa de mortalidad entre pacientes anoréxicos y bulímicos puede llegar al 20%. El primer motivo de muerte en estos casos son fallas cardiacas. El segundo, los suicidios.
- Las personas en mayor riesgo son quienes permanecen enfermas por más de 6 años, o estuvieron obesas antes.
- Algunas de las secuelas de estas enfermedades son irreparables.
- Diversos profesionales reunidos en un congreso internacional aseguraron que la anorexia nerviosa es la más mortal de las dolencias mentales, con una tasa de suicidios muy superior al índice general.
- La Anorexia nerviosa es la tercera enfermedad crónica más común en mujeres y se estima que afectará al 3% de los adolescentes en el mundo.
- Casi la mitad de las adolescentes deciden disminuir sus raciones de alimento al mínimo indispensable.

[1] Datos obtenidos de diversas fuentes de Internet. Un agradecimiento especial a Erika Iris Sánchez García por su exhaustiva investigación.

[2] Estudios realizados por la Fundación Internacional CBA en México: www.aerobics.com.mx/scripts/articulos/contenido.asp?id=67 [consultado en marzo de 2008].

En todas las familias, sin importar su nivel socioeconómico o de educación, puede haber personas que desarrollen una enfermedad similar, entre las llamadas *Trastornos de la Conducta Alimentaria* (TCA).

El Manual diagnóstico y estadístico de los trastornos mentales DSM-IV tipifica 3 posibilidades: ANOREXIA, BULIMIA y TCA NO ESPECIFÍCOS.

Los trastornos NO ESPECÍFICOS se refieren a enfermedades, aún en proceso de estudio, en las que los síntomas de la anorexia o la bulimia aparecen incompletos, combinados o en desorden. Por ejemplo, existe un TCA no específico llamado *Trastorno por atracones* en los que la persona sólo tiene la mitad del comportamiento bulímico, es decir, hace comilonas, pero sin compensarlas con vómitos u otras conductas. Hay anorexias en las que el paciente se obsesiona sólo por la comida saludable (ortorexia), sólo por el ejercicio (vigorexia) y otros en los que los síntomas son confusos (la paciente sigue menstruando o se mantiene en el mismo peso), etcétera.

En este ensayo didáctico analizaremos sólo los dos primeros trastornos indicados por el DSM-IV (anorexia y bulimia), que tienen una perfecta identificación de síntomas, definiciones, tipos, etapas, consecuencias y tratamientos de recuperación.

ANOREXIA

ETIMOLÓGICAMENTE

• *Anorexia*, proviene de la combinación de dos raíces griegas: *an:* "**sin / no**", y *orexia:* "**apetito**". Esto es: "falta de apetito".

• La construcción filológica de la palabra, sin embargo, es errónea, pues los pacientes anoréxicos **sí** sienten hambre.

DEFINICIÓN

La Anorexia es un trastorno en el que la persona restringe su alimentación a causa de un temor intenso a engordar, llegando a tener un peso corporal 15% abajo del promedio. El individuo es incapaz de revertir el proceso de adelgazamiento a causa de una distorsión de la percepción de su propio cuerpo (se percibe obeso, aunque esté delgado).

TIPOS DE ANOREXIA

1. ANOREXIA RESTRICTIVA: La persona se mantiene de forma habitual en dietas extremas hasta que deja de comer por completo.

2. ANOREXIA PURGATIVA. Además de mantener dietas extremas, la persona recurre a ejercicio extenuante, laxantes, enemas, diuréticos, o se provoca el vómito para tratar de eliminar las pocas calorías que ingiere.[3]

ETAPAS DE LA ANOREXIA

PRIMERA ETAPA
ACEPTACIÓN ACRÍTICA DEL SOBREPESO[4]

1.   La persona da por hecho que está "gorda" y que debe bajar de peso con urgencia.
2.   Comienza a hacer dietas de choque.
3.   Fija metas sobre su peso y se propone cumplirlas *a toda costa.*

---

[3] Los dos tipos de anorexia descritos se denominan NERVIOSAS. También existe, sin embargo, la llamada no nerviosa o METABÓLICA, que se da provocada por enfermedades graves que llevan a la persona a bajar de peso exageradamente sin que ella lo propicie. Su organismo rechaza el alimento, vomita o no puede asimilarlo. La anorexia metabólica se diagnostica sólo cuando existe evidencia de otra enfermedad asociada.

[4] *Aceptación acrítica* es un término que se usa cuando alguien da por hecho sucesos o ideas sin someterlos a un examen razonado.

4. Sólo come ensaladas o productos *light*; se "divorcia" de uno o de varios alimentos: pan, tortilla, azúcar, golosinas o carne.
5. Inicia un programa de ejercicios riguroso.
6. Deja de tomar bebidas lácteas o refrescos y sólo toma agua natural.
7. Compulsivamente compra libros y lee páginas de Internet sobre dietética, grupos de alimentos, ejercicios cardiovasculares, etcétera.
8. Se vuelve experta en la cantidad de calorías de cada alimento. Comienza a llevar un diario o registro de todo lo que come.
9. Toma laxantes, diuréticos, pastillas de fibra o medicamentos para adelgazar.

• Como puede observarse, la primera etapa (ACEPTACIÓN ACRÍTICA DEL SOBREPESO) tiene síntomas aceptables y en algunos aspectos hasta deseables para las personas con obesidad.

• Es prácticamente imposible detectar la anorexia en su primera etapa, pero sí es factible analizar si alguien que tiene las conductas enumeradas pertenece a los grupos de alto riesgo propensos a desarrollarla (que se describen en el capítulo "Condiciones de alto riesgo"). De ser así, es preciso estar muy alerta e incluso desincentivar el proceso desde sus inicios.

SEGUNDA ETAPA
PENSAMIENTO OBSESIVO-COMPULSIVO

1. La persona desarrolla un trastorno llamado *Trastorno Obsesivo-Compulsivo* (TOC) **respecto a la comida**.[5] No puede alejar de su mente ideas erróneas sobre alimentación, calorías y peso. Restringe al mínimo su alimentación, aumenta sus sesiones de ejercicio y se pesa varias veces al día.
2. Cree que todo lo que come engorda o hace daño.
3. Si alguien le llama "delgada", ella argumenta que ésa es su complexión y que además sí tiene "llantitas".
4. Al ver gente murmurando, piensa que la están criticando por estar pasada de peso.
5. Corta la comida en trozos pequeños para después masticar por periodos prolongados.
6. Teme asistir a eventos sociales en los que se le obligue a comer.
7. Se vuelve muy irritable.
8. Se muestra interesada en comprar, preparar o servir los alimentos (para disimular).
9. Comienza a mentirle a la gente, haciéndole creer que come bien.
10. Tiene dolores de cabeza, mareos y dificultad para concentrarse.
11. Desarrolla un fuerte sentimiento de culpa o autodesprecio cuando come.
12. Sufre insomnio.
13. En algunos casos se provoca el vómito (anorexia purgativa).

[5] El TOC es un desorden psiquiátrico "de ansiedad" de origen fisiológico (la persona no tiene control sobre él) caracterizado por **obsesiones**, que son ideas, imágenes o impulsos repugnantes o ilógicos, repetitivos e insistentes, que invaden el pensamiento de forma involuntaria. La persona con TOC realiza intentos de ignorarlos o suprimirlos, a veces sin conseguirlo. Las **compulsiones** son actos que realiza para compensar las obsesiones y disminuir la ansiedad que le producen.

14. La mujer, pierde su menstruación (éste es el síntoma que anuncia el final de la segunda etapa y el inicio de la tercera).

TERCERA ETAPA
DISFORMISMO PERCEPTUAL

1. A pesar de estar muy delgada, la persona se ve gorda frente al espejo. Esta anormalidad en el sentido de percepción es indicativa clara de la enfermedad en su tercera etapa.
2. Sufre anemia, avitaminosis, deshidratación y delgadez extrema.
3. Su cabello pierde brillo y comienza a caérsele. Sus uñas se rompen fácilmente.
4. Desarrolla principios de osteoporosis, dientes quebradizos, aparición de vello fino en el cuerpo (lanugo), piel reseca e hipersensible, palidez y calambres.
5. Desarrolla problemas en el aparato digestivo: estreñimiento, cólicos por contracciones del estómago vacío, náuseas, sensación de haber tragado ácido, indigestión después de comer muy poco.
6. Desarrolla alteraciones metabólicas y hormonales: infertilidad, diabetes (anormalidades de insulina), hipersensibilidad al frío. Hipotiroidismo. En los varones, impotencia; en las mujeres encogimiento y atrofia de ovarios y útero.
7. Si la anorexia inicia antes de la pubertad, el crecimiento se detiene. En las mujeres no se desarrollan las glándulas mamarias y nunca aparece la menstruación; en los hombres persisten genitales infantiles.

8. Desarrolla problemas cardiacos: arritmia, bradicardia (latidos más lentos de lo normal), hipotensión (presión arterial baja) y desvanecimientos.
9. Pierde interés en sus relaciones sociales, familiares y laborales. Se refugia en su mundo de estrategias para bajar de peso.
10. Como se disminuye el tamaño del cerebro, desarrolla problemas psiquiátricos y neuronales: falta de atención, falta de memoria, falta de razonamiento lúcido, depresiones, intentos de suicidio, cuadros psicóticos (escucha voces, ve fantasmas o personas que no existen).
11. En ocasiones toma un comportamiento sexual irresponsable.
12. Con frecuencia adquiere adicción a alguna droga que ha usado para adelgazar, dormir o tranquilizarse.
13. En algunos casos se automutila, es decir, se corta la piel con objetos filosos, se quema, se rasca hasta hacerse sangrar, se golpea, se pica con agujas, se muerde o tira de los cabellos. Esto lo hace para compensar el dolor del hambre o la intensa ansiedad.
14. No reconoce que tiene anorexia.

BULIMIA

ETIMOLÓGICAMENTE

• *Bulimia* proviene de la combinación de dos raíces griegas *bou* "vaca" o "buey", y *límos* "hambre". *Boulimos*, significa "hambriento como vaca".

• Comparación con la anorexia: note que aunque ambos desórdenes alimentarios tienen muchas similitudes, curiosamente sus raíces etimológicas son contrarias: *anorexia* significa "sin apetito" y *bulimia* "muy hambriento".

DEFINICIÓN

La bulimia es una enfermedad psiquiátrica del grupo de los Trastornos de Conducta Alimentaria (TCA) en la que el enfermo come mucho más de lo que la mayoría de las personas comerían en un periodo de 2 horas, experimenta la sensación de que no puede parar, y después siente una gran culpabilidad que la lleva a una *conducta de arrepentimiento*.

TIPOS DE BULIMIA

1. BULIMIA VOMITIVA: En este tipo de bulimia, la *conducta de arrepentimiento* después del atracón es vomitar, introduciéndose la mano en la boca o tomando algún estimulante para provocarse el vómito.

2. BULIMIA NO VOMITIVA O COMPENSATORIA: La *conducta de arrepentimiento* después del atracón es ayunar, hacer ejercicio excesivo, ponerse un enema (lavado intestinal), o tomar grandes cantidades de laxantes.

COMPARACIÓN CON LA ANOREXIA: Tanto en la bulimia vomitiva como en la anorexia purgativa las personas se provocan el vómito, sin embargo, las personas bulímicas, aunque dicen odiar la comida, en realidad la "aman" y el vómito después de sus atracones **no les es suficiente para adelgazar.** Por otro lado, las personas anoréxicas sienten verdadero repudio por la comida y se mantienen en la línea de evitarla a como dé lugar, por eso cuando vomitan *lo poco que comen*, **sí adelgazan.**

La bulimia se confunde frecuentemente con la anorexia porque ambas comparten algunas conductas y consecuencias, pero la forma más clara para diferenciarlas es ésta: **Las personas con bulimia mantienen sobrepeso o peso normal**, mientras las anoréxicas se vuelven extremadamente delgadas.

ETAPAS DE LA BULIMIA

PRIMERA ETAPA
DIETAS FALLIDAS

1. La persona lleva a cabo dietas durante varios años sin lograr resultados satisfactorios, pues aunque baja un poco de peso, siempre tiene rebote.
2. Desarrolla paulatinamente una culpabilidad exagerada por no poder controlarse cuando come y se autorrecrimina en secreto.
3. Acumula una presión interna que la lleva a grandes comilonas; después se siente sumamente culpable y dispuesta hacer algo con urgencia para corregir el error.
4. "Descubre" que puede compensar o vomitar después del atracón y así evita subir de peso. El hallazgo le causa entusiasmo secreto.

SEGUNDA ETAPA
INSTAURACIÓN DE CONDUCTAS BULÍMICAS

1. Se establece el círculo de conducta bulímica:
A. RESTRICCIÓN. La persona hace dietas o se abstiene de comer. Piensa en atracarse; experimenta tensión, inquietud y ansiedad.
B. SOBREALIMENTACIÓN. Ingiere enormes cantidades de alimento a gran velocidad. Siente que no puede parar. Al saciarse, se apodera de ella un sentimiento de culpabilidad incontrolable.
C. COMPENSACIÓN O VÓMITO. Realiza alguna de las conductas de arrepentimiento enumeradas. Después

se deprime, inicia una nueva dieta o restricción y el ciclo comienza otra vez.

2. La conducta bulímica se repite dos veces por semana en un periodo de tres meses seguidos o más (éste es el dato mensurable para diagnosticar la enfermedad en su segunda etapa).

3. La persona realiza el atracón, casi siempre a escondidas o tratando de pasar desapercibida y (ya que de todos modos lo va a hacer), elige alimentos que le gusten mucho y que sepa "prohibidos" por su alto contenido de calorías.

4. Adquiere una capacidad sorprendente para ingerir grandes cantidades de comida en periodos de tiempo cortos. Cuando alguien se lo echa en cara, lo niega rotundamente, o se enoja mucho.

5. Sube y baja bruscamente de peso.

6. Sufre acidez estomacal y reflujos.

TERCERA ETAPA
CRONICIDAD BULÍMICA

1. Cuando el ciclo bulímico se realiza **más de tres veces por semana,** se ha iniciado la tercera etapa. Ahora, en los atracones, la persona come lo que sea sin importar su sabor, incluso come cuando no tiene hambre.

2. El proceso de vomitar y el uso de laxantes estimula la producción de opioides (narcóticos) en el cerebro, lo cual causa una adicción al ciclo bulímico.

3. La cronicidad bulímica desarrolla ruptura de vasos capilares en la cara y ojos (debido al esfuerzo que se hace al vomitar), fuertes dolores de cabeza, engrosamiento de glándulas localizadas en el cuello, inflamación de la garganta, disfonía crónica (voz ronca), halitosis

(mal aliento), neumomediastino (ruptura de los sacos pulmonares o las vías respiratorias, permitiendo que el aire se escape a las estructuras circundantes), asfixia por broncoaspiración (paso del vómito a los bronquios), rotura del estómago, deshidratación, problemas dentales provocados por los ácidos gástricos al vomitar, caries, corrosión dental, perdida de muelas y dientes, inflamación de las encías (gingivitis), pérdida de líquido y niveles de potasio bajos, problemas cardiacos, aumento del tamaño de la glándula salival, disminución de las hormonas sexuales, gastritis, úlceras, hemorragias, disfagia (dificultad al tragar), desgarramiento del esófago, alteraciones renales, infecciones urinarias, colitis, parálisis, calambres musculares, problemas de atención y memoria.

4. Las paredes del recto pueden debilitarse por el abuso de laxantes, al grado de salirse por el ano.

5. En la mitad de los casos los bulímicos en tercera etapa tienen comportamientos de promiscuidad sexual, mentiras repetitivas, cleptomanía, abuso de alcohol y drogas (más frecuentemente anfetaminas y cocaína).

LA BULIMIA Y LA ANOREXIA SON SIMILARES Y DIFERENTES A LA VEZ

ALGUNAS DE SUS SIMILITUDES:

- Las dos provienen de una autoestima deteriorada y una sobreestimación de las opiniones ajenas respecto al aspecto físico.
- En ambas, las personas se pesan varias veces al día y supervisan las medidas de sus cuerpos.
- En las dos ocurre dificultad para socializar, uso de dietas restrictivas y ayunos prolongados, depresión, cambios

de humor, apatía, culpabilidad después de comer, conductas compensatorias como vómitos y ejercicio extenuante, sintomatología similar, afectación seria de la
salud mental y la física, abuso de fármacos.

- Las dos tienen un índice de incidencia y mortandad
similares.

Algunas de sus diferencias:

ANORÉXICO	BULÍMICO
Pierde mucho peso.	Mantiene su peso promedio.
Es de carácter fuerte, perfeccio-nista y obstinado.	Su carácter es fluctuante y tiene una grave tendencia a culpabilizar-se en extremo cuando se equivoca.
Evita la comida.	Planea y efectúa comilonas.
Desarrolla síntomas de anemia y desnutrición.	Tiene síntomas de vómitos frecuen-tes (voz ronca, ojos rojos, lesiones dentales, desgarramientos).
Es perseverante en la práctica de ayunos prolongados.	Suele ayunar, pero no es constante.
Consume alimentos dietéticos, después sólo licuados o jugos, luego sólo agua y posteriormente nada; llega a la inanición.	Empieza con dietas, pero a la míni-ma falla se da un atracón y después compensa. Repite esta conducta varias veces por semana.
Se aísla socialmente. Muestra apa-tía y desinterés por las cosas.	Muchas veces es extrovertido y trata de tener vida social.
No reconoce su enfermedad.	Se sabe enfermo pero siente mucha vergüenza y calla.
No pide ayuda médica.	Cuando logra vencer la vergüenza, va al doctor.

GRUPOS DE ALTO RIESGO

NADIE ESTÁ EXENTO

- Las vías de pensamiento respecto a la comida suelen alterarse con facilidad. A todos nos puede ocurrir. Cualquier persona es proclive a desarrollar un TCA. El proceso es gradual, imperceptible e involucra muchos aspectos de los que ni siquiera estamos conscientes.

- Hay millones de personas con TCA que parecen no tenerlos, pues luchan por mantenerse en las primeras etapas de la enfermedad.

- Así como todos estamos predispuestos por nuestro carácter, genes, experiencias vividas y hábitos, a desarrollar diferentes tipos de dolencias, también lo estamos a desarrollar un TCA.

- A continuación se enlistan las características personales que **aumentan esta probabilidad.** (Para efectos de este ensayo, al mencionar las siglas TCA nos referiremos únicamente a Anorexia y Bulimia nerviosas).

FACTORES DE PREDISPOSICIÓN

1. Ser joven
2. Ser mujer
3. Ser hiperactivo
4. Ser de carácter fuerte
5. Ser muy responsable, perfeccionista, enfocado al éxito, o intelectualmente sobresaliente
6. Ser influenciable, tener baja autoestima o sobrevalorar la opinión ajena
7. Tener exceso de peso y padecer burlas por ello
8. Haber sufrido abandono o abuso sexual en la niñez
9. Tener un padre o una madre obesa
10. Ser hombre homosexual o bisexual
11. Tener antecedentes de adicción al tabaco, alcohol u otra droga
12. Tener antecedentes de conducta obsesiva-compulsiva
13. Provenir de familias:
    - destacadas social o económicamente
    - rígidas en sus normas
    - con padres sobreprotectores o entrometidos
    - enfocadas en la buena apariencia
    - en la que se habla mal de la gordura o de la gente obesa
    - con una madre que hace dietas y siempre lo comenta.

ACTIVIDADES DE ALTO RIESGO

BAILARINAS. Una bailarina está siempre consciente de cómo luce su cuerpo: viste ropa ajustada y baila a diario frente a un gran espejo. Cada bailarina debe observarse durante horas, y no tiene más opción que hacerlo junto a otras como ella, con las que inevitablemente se compara. El ambiente social de las bailarinas es siempre de estilización. A veces superficial, lleno de críticas y envidias.

MODELOS, ACTORES, CANTANTES. Reciben una gran presión social para tener una figura esbelta y elegante. Como están siempre bajo la mirada del público y de la prensa, reciben críticas constantes sobre su aspecto y se enfocan con determinación en mejorarlo, a veces con cirugías plásticas pero generalmente con dietas y ejercicio.

LOS ATLETAS O GIMNASTAS. Controlan su peso para mantener y mejorar su desempeño. Esto es normal, mientras no lo realicen en temporadas de inactividad.

> **Nota importante**: las tres actividades anteriores se destacan por generar más pacientes con TCA que otras, sin embargo hay muchas personas que practican esas actividades y nunca desarrollan TCA. En otras palabras, si una joven es bailarina, por ejemplo, no significa que se volverá anoréxica inevitablemente.
>
> Por otro lado, como la anorexia y la bulimia sólo pueden identificarse a partir de la segunda etapa, cuando existen factores de predisposición es muy importante cortar todas las posibilidades de que la enfermedad se desarrolle. Así, una niña inteligente, perfeccionista, hiperactiva, influenciable y bailarina, debe tener estrictamente prohibido por sus padres hacer dietas.

PREGUNTAS COMUNES

¿POR QUÉ ES MÁS FRECUENTE ENTRE LOS JÓVENES?

- La adolescencia es un momento crítico en el que la aceptación de los amigos y familiares cobra un papel muy importante y surge un deseo de demostrar la capacidad para lograr grandes metas de forma autónoma.

¿SÓLO LOS JÓVENES PADECEN TCA?

- Aunque la enfermedad es preponderante entre adolescentes y adultos jóvenes, afecta incluso a ancianos y a menores de 10 años.
- Hoy en día se han registrado numerosos casos de niñas entre 4 y 9 años con anorexia (las pequeñas en edad preescolar escuchan a sus madres hablar de dietas, calorías y gordura). Un estudio reciente publicó que casi la mitad de las niñas de primaria han tratado de perder peso por influencia de sus mamás.
- Quienes se recuperaron de TCA en la infancia o adolescencia son proclives a volver a desarrollarla en la edad adulta.

¿ES ENFERMEDAD DE RICOS?

- Durante muchos años los TCA provenían en su mayoría de hogares en los que la comida no se consideraba un artículo de primera necesidad, pues la había en abundancia. Hoy las presiones sociales respecto a la gordura han sobrepasado las fronteras del nivel económico y el índice de anorexia y bulimia ha aumentado de forma alarmante en todos los estratos.

- Los TCA son casi inexistentes en países pobres; quienes sufren desnutrición por hambruna no son enfermos de anorexia.

¿UNA ENFERMEDAD DE MUJERES?

- En el siglo XVI, la redondez de las modelos en los cuadros de Rubens era considerada el ideal de belleza femenina, pero actualmente sólo se admite la extrema delgadez. Eso ha esclavizado a las mujeres poniéndolas en búsqueda de estándares imposibles de alcanzar.
- Definitivamente el TCA atrapa y golpea con mayor fuerza a las mujeres (9 casos de mujeres por uno de hombres).
- La edad femenina suele iniciar entre los 12 y 20 años.
- La pauta para las mujeres la dan las pasarelas de modelos internacionales y los diseñadores de ropa. Las tallas de ropa femenina son ahora más estrechas.
- Se ha creado un culto al cuerpo de la mujer esbelta. Eso ha hecho que muchas se dediquen a adelgazar no con fines de salud, sino para satisfacer las demandas sociales y familiares.
- Los mercadólogos han captado a la perfección la tendencia, por eso mantienen la venta de revistas y productos mediante la promoción de dietas, trucos, pastillas o métodos "novedosos" para adelgazar. Todo es una manipulación dirigida a las mujeres.

¿Y LOS HOMBRES, NO?

- Al menos el 10% (y en aumento) de los enfermos de anorexia son varones. Resultan muchos si consideramos las proporciones epidémicas que está tomando la enfermedad.
- Los hombres anoréxicos, en su mayoría, sobresalen intelectualmente. Son estudiosos, dedicados y perfeccionistas. Para ellos, la pérdida de peso significa una victoria

importante, pues buscan la excelencia también en su físico.

- Los hombres tienden a ocultar el TCA, por ello es más peligroso, pues su diagnóstico suele ser tardío.
- La edad masculina de inicio suele ser entre los 17 y 26 años.
- Los hombres que presentan más posibilidades de desarrollar TCA, además de los mencionados en el aparato de predisposición y grupos de alto riesgo son los metrosexuales y los homosexuales.
- Estudios revelan que más de la mitad de los hombres con TCA pierden por completo el deseo sexual o se vuelven impotentes debido a la reducción en los niveles de testosterona que conlleva la enfermedad.

¿QUÉ IDEAS PROMUEVEN TCA EN UNA JOVEN?

Popularidad: "Sería más feliz, más popular, si estuviera más delgada".

Rebeldía: "Ya no quiero ser la gordita (o gordito), a quien todos le jalan los cachetes".

Perfeccionismo: "Quiero ser perfecta".

Superación: "Debo exigirme más. No puedo darme el lujo de fallar".

Comparación: "Si tan sólo fuera como Fulana, ¡pero tengo esta panza y, estas horribles piernas de embutido!".

Hallazgo: "Al fin encontré los consejos que necesitaba para bajar estas llantitas y cómo despistar a mis papás".

Temor a crecer: "Si desaparezco estas dos bolas de mi pecho, nunca me violarán, ni me sucederán cosas malas".

Venganza: "Ya no seré más la ballena del salón, eso se acabará; verán en lo que me convertiré y me envidiarán".

Anhelo: "Si bajo de peso, quizá mi papá me quiera más".

Soledad: "A mí ni me toman en cuenta; a nadie le importó, si desaparezco no lo notarán".

Culpa: "¿Cómo pretendo bajar de peso, si me alimento como cerdo?, tengo que hacer algo al respecto, ¡pero ya!, no puedo engordar".

Familiares obesos: "Jamás voy a estar tan gorda como mi madre. Papá le hace burla todo el tiempo y le es infiel. Ella tiene la culpa".

Hiperactividad: "Hago tantas cosas, que ni tiempo tengo para pensar en comer".

Dicotomía: "No hay términos medios: se es delgado, o no se es; yo decidí serlo".

COMUNIDAD PRO TCA

- Existen publicaciones en Internet sumamente dañinas que promueven, exaltan y motivan a las personas para que se vuelvan anoréxicas o bulímicas.

- Este libro es una denuncia en contra de esas publicaciones y una exigencia para que las autoridades las veten y hagan desaparecer, pero el hecho de que promulguemos su anulación no significa que debamos ignorarlas. Existen. Abundan, y es urgente que los jóvenes sepan sobre ellas a través de investigaciones objetivas basadas en datos científicos y testimonios reales.

ANA Y MÍA, UNA FILOSOFÍA DE MUERTE

- Las páginas proanorexia son mantenidas por jóvenes, en su mayoría anoréxicas, que promueven el deseo de adelgazar e inducen a tener una apariencia escuálida.

- Para ellas es importante continuar enfermas, valiéndose de trucos, sugerencias, consejos, formas de despistar, engañar y ocultar su condición.
- Toda una colectividad mundial se ha unido al nocivo club de "Ana" y "Mía", nombres en clave para la anorexia y bulimia respectivamente.
- Mediante foros, chats y comunicados exclusivos, se ha formado una hermandad que apoya a sus miembros cuando van apareciéndoles los síntomas más graves de la enfermedad. **No ofrecen soluciones, sino consejos para que sigan autodestruyéndose.**
- En esas páginas web, también se hace un trabajo de reclutamiento, ofreciendo testimonios y consejos con la finalidad de incitar a más personas a unirse al supuesto "estilo de vida".
- Los sitios web contienen recetas *light*, listas de alimentos prohibidos, mandamientos, ritos y hasta declaraciones de amor y alabanza para "Ana" o "Mía"...
- La principal intención de estas páginas es adoctrinar a las chicas en la difícil tarea de mantenerse anoréxicas. Se muestran fotografías de actrices y modelos famosas con el fin de idolatrar sus imágenes y usarlas como inspiración e imitación. A todo este movimiento "ideológico" se le llama *thinspiration*.
- Existen frases, canciones y poemas que los integrantes de los círculos pro ana se imponen como lemas o modelos.

Las páginas pro ana, agravan el estado de quienes están enfermos y proporcionan las bases y herramientas para que quienes no lo están, caigan en la enfermedad.

¿CURIOSIDAD O CONVICCIÓN?

- Estas páginas tienen una gran afluencia diaria de visitas, principalmente de adolescentes. Muchos entran por curiosidad, mientras que otros lo hacen por convicción.

- Es recomendable que los jóvenes conozcan de su existencia, sin necesidad de que se adentren en ellas. (Análogamente, todos debemos saber sobre drogas, para evitar probarlas).

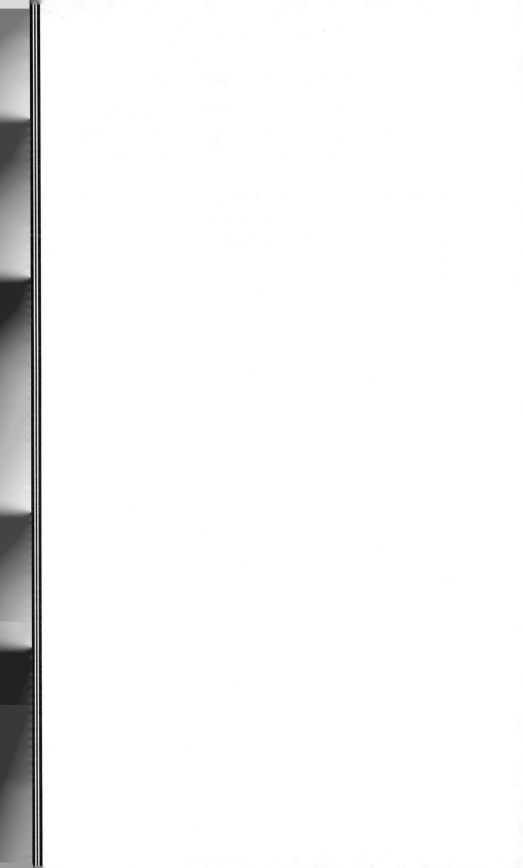

TRATAMIENTO

¿SE PUEDE CURAR UN TCA?

¿EN QUÉ ETAPA?

- La anorexia y la bulimia en sus primeras etapas son reversibles, sólo con voluntad y conciencia.
- En su segunda etapa, los TCA pocas veces se curan sin ayuda.
- En la tercera etapa requieren, por fuerza, asistencia médica, psicológica y espiritual (ver terapias).
- La hospitalización es necesaria sólo en casos que necesiten cuidado intensivo por daños orgánicos, o estado de inanición grave.

SI NO SE CURAN, ¿PRODUCEN LA MUERTE?

- La anorexia y la bulimia son enfermedades mortales.
- El índice de mortalidad de las personas anoréxicas varía, según el país, entre el 4% y el 20% de los casos.
- El mayor riesgo lo tienen las personas que han estado enfermas por más de 6 años.
- En quienes han sufrido anorexia por más de 10 años, la recuperación es casi imposible.

ES VITAL DETECTAR LA ENFERMEDAD CUANTO ANTES

- En 4 de cada 10 mujeres que sufrieron anorexia avanzada, su menstruación nunca regresa.
- Muchos de los niños recuperados que llegaron a tener anorexia de tercer grado, jamás desarrollan el crecimiento que debían tener, ni la fortaleza normal de sus huesos.
- Quienes se rehabilitan a una edad menor a los 15 años tienen mayor probabilidad de conseguir una densidad ósea normal.
- En estudios realizados con personas que sufrieron anorexia en tercer grado, se halló que sus corazones son pequeños y en la mitad de los casos tienen un malfuncionamiento no reversible.
- La principal causa de muerte en anoréxicos son los problemas del corazón, infartos, cardiopatías, baricardia, seguidas muy de cerca por los suicidios consumados.
- Un TCA es mortal si no se detiene pronto.

CÓMO SE TRATA LA ENFERMEDAD

Los tratamientos más efectivos para la anorexia y la bulimia son integrales. Incluyen:

1. **PSICOTERAPIA.** La relación terapéutica del especialista le brinda al enfermo un nuevo canal de autoridad confiable para superar las causas que le provocaron el trastorno y para generar nuevas líneas de pensamiento respecto a la comida y su autoimagen.

2. **ADMINISTRACIÓN FARMACOLÓGICA.** Las consecuencias de un TCA de tercer grado siempre requieren correcciones y tratamientos médicos, puesto que muchas partes del organismo han sido dañadas por la falta de nutrientes o por los vómitos. Asimismo, los TCA son considerados padecimientos psiquiátricos porque provocan alteraciones neuroquímicas en el cerebro que a veces ameritan medicamentos específicos.

3. **TERAPIA NUTRICIONISTA.** El enfermo de TCA precisa tomar un curso sobre cómo funciona cada grupo de alimento en el organismo. Debe aprender de nuevo a comer, y ceñirse a un sistema de alimentación balanceado en el que crea y confíe.

4. **TERAPIA ESPIRITUAL.** Existen registros de que los pacientes con TCA que han sanado de forma más rápida y definitiva son aquellos que asistieron a un retiro religioso o recibieron un seguimiento serio por parte de algún grupo subordinado a los principios bíblicos. **La recuperación de la autoestima y el sentido de misión vital** son esenciales para superar un TCA.

OBJETIVOS DEL TRATAMIENTO

Se pretende:

1. que la persona reconozca su enfermedad y esté dispuesta a luchar contra ella
2. que deje de realizar las conductas de compensación o arrepentimiento (no vomite más, no tome laxantes etcétera)
3. que recobre la capacidad para comer y retener el alimento
4. que, si es mujer, restaure su menstruación regular cuanto antes, pues los procesos hormonales implicados en ella equilibran muchas funciones
5. que se reviertan los daños orgánicos
6. que recupere su peso normal
7. que la persona cambie sus vías de autovaloración y acepte amarse a sí misma aun si estuviera con sobrepeso
8. que exteriorice y reconozca los posibles problemas subyacentes de su pasado personal o familiar que la orillaron al trastorno alimentario (frustraciones, abandono, discriminación, maltratos, abusos, agresiones)
9. que logre clarificar su propósito en la vida y determine su visión a largo plazo y su misión como ser humano
10. que sustente su autoestima en cimientos espirituales sólidos que le impidan recaer.

PREVENCIÓN

• Ha llegado el momento de hablar directamente. Si tienes alguno de los factores que causan predisposición, quizá no podrás evitarlos (ser mujer, joven, de carácter fuerte, perfeccionista, tener un padre obeso) o simplemente ya ocurrieron (abandono, abuso, burlas); sin embargo, existe un factor central que sí puedes evitar, y al hacerlo bloquearías las mayores posibilidades de desarrollar TCA.

> ▪ Ser influenciable,
> ▪ tener baja autoestima,
>   ▪ sobrevalorar la opinión ajena.

RECOMENDACIONES ESPECÍFICAS PARA EVITAR RIESGOS

1. Haz una lista de todas tus virtudes, exceptuando las físicas, para reflexionar, asimilar y creer que tu valor como ser humano no depende de tu aspecto.
2. Deja de buscar premios, altas calificaciones, primeros lugares, reconocimientos o aplausos y dedícate a ser feliz, simplemente haciendo lo que haces.
3. Deja de autorrecriminarte, insultarte o decirte malas palabras cuando te equivoques. Háblate siempre de forma amable.
4. Dedícate a perfeccionar aquello que haces bien. Tienes grandes cualidades, pero has descuidado lo que te gusta hacer. Vuelve a invertirle tiempo a tu actividad favorita.

5. Deja de considerar absolutas y verdaderas las opiniones de otros. Haz el ejercicio de cuestionarlas siempre y sacar tus propias conclusiones.

6. Practica protestar e incluso discutir cuando alguien te critica. No guardes silencio ante los ataques. Vuélvete una persona defensora de tu dignidad y tus derechos. Exige respeto siempre.

7. Ríete (carcajéate si puedes), de tus defectos y de los comentarios que alguien haga de ellos. No los tomes en serio ni te amargues al reconocerlos.

8. Evita hacer deporte en soledad. Invita amigos o participa en algún equipo. Que al ejercitarte no estés pensando en adelgazar, sino en divertirte.

9. Cuando te mires al espejo no te detengas contemplando tus defectos ni lamentándote. Simplemente usa el espejo para arreglarte.

10. Evita convivir con personas superficiales, chismosas o acostumbradas a criticar las apariencias ajenas. Cambia de amistades. Elige gente más profunda y espiritual.

11. No veas programas de televisión de chismes, tampoco oigas emisiones de radio ni leas revistas dedicadas a hablar de la vida privada de los artistas y a criticar la apariencia ajena. Estas transmisiones son vulgares y representan verdadera basura mental.

12. Deja de hablar mal de la gente obesa. No hagas chistes respecto a ellos. No permitas que otras personas cercanas se burlen de quienes tienen sobrepeso o problemas físicos.

13. Por ningún motivo realices dietas restrictivas. Si quieres cuidar tu alimentación lee libros o toma cursos de LA ZONA (uno de los sistemas de alimentación más equilibrados).

14. Cuida tu salud, pero consiéntete de vez en cuando y no le des mucha importancia a lo que comiste.
15. Únete a un grupo de personas que amen a Dios, que lean la Biblia y sepan cómo activar su fe para atraer cosas positivas a sus vidas.
16. Evita el comportamiento anormal en la comida.

QUÉ ES NORMAL Y QUÉ ES ANORMAL

- El acto de comer es necesario y placentero, pero sin importar la cultura, la moda o la época, debe cumplir un **propósito específico**:

Comemos con el fin de brindarle a nuestro cuerpo los nutrientes que se convertirán en energía para que pueda realizar todas sus funciones eficientemente.

- Es normal tomar 3 alimentos balanceados y 2 refrigerios al día.
- Es **normal** incluir, en cada comida, porciones equilibradas de:

1. **PROTEÍNAS:** Alimentos que provienen de animales, como huevo, carne (pescado, pollo, res, cerdo) o lácteos (yogur, cremas, quesos, leche). Necesitamos ingerirlas para reponer el desgaste diario. El organismo las utiliza con fines estructurales y reguladores.
2. **CARBOHIDRATOS:** Alimentos que provienen de la tierra como frutas, verduras, harinas (pastas, cereales, leguminosas) y azúcares. También se les conoce como *hidratos de carbono*. Son el combustible cotidiano de las células. Los carbohidratos complejos (como cereales integrales) liberan su energía lentamente y

los simples (golosinas), nos brindan energía rápida y de menor calidad.

3. **GRASAS**: Participan en la producción hormonal, el buen funcionamiento del sistema inmunológico, nos protegen del frío y realizan muchas otras funciones. Son recomendables las de origen vegetal como el aguacate, aceites y semillas; no así las industrializadas ni las de origen animal.

4. **AGUA Y FIBRA**: La fibra no se digiere. Está contenida en vegetales, fruta, verduras y cereales integrales. Facilita la limpieza y eliminación intestinal. Es agente preventivo del cáncer. Por otro lado, el agua hidrata las células, desintoxica, brinda electrolitos para las funciones musculares y regula la temperatura. Se recomienda tomar dos litros de agua pura al día.

• **La conducta vegetariana** también se considera **normal** mientras incluya todos los grupos de alimentación (sustituyendo las proteínas animales por algunas vegetales como la soya), y mientras las cantidades ingeridas correspondan a los requerimientos del cuerpo.

• Es ANORMAL: "Atracarse" con mucho alimento en una sola sentada. Pensar todo el día en comer y hacerlo a cualquier hora. Comer una sola vez al día. Comer siempre cantidades muy pequeñas o muy grandes de alimento. Comer sólo un grupo de alimentos, eliminando otro(s). "Engañar" al estómago con comida "chatarra" (galletas, panecillos, frituras, palomitas, refrescos, dulces, chocolates). Quitarse el hambre sistemáticamente mediante el uso de fármacos, café o cigarros. Masticar y escupir la comida para no deglutirla. Provocarse el vómito después de comer. Otros comportamientos ilógicos.

• Cuando las prácticas de comer son ANORMALES de forma reiterada, la persona cae en un Trastorno de Conducta Alimentaria y tarde o temprano pierde su peso óptimo.

¿CUÁL ES EL PESO ÓPTIMO?

• El *Índice de* Masa Corporal (IMC) es la estandarización propuesta por la Organización Mundial de la Salud para determinar las condiciones de peso con respecto a la estatura de las personas:

IMC		
Hombre	Mujeres	Se tiene
31 o más	30 o más	Obesidad crítica
26 a 30	25 a 29	Obesidad
21 a 25	20 a 24	PESO NORMAL
17 a 20	16 a 19	Enflaquecimiento
16 o menos	15 o menos	Enflaquecimiento crítico

PARA OBTENER EL IMC DEBE USARSE LA SIGUIENTE FÓRMULA

IMC = (KILOS) ENTRE (ESTATURA AL CUADRADO)

Despejamos la fórmula, sabiendo que el peso normal fluctúa para los hombres en un IMC entre 21 y 25, y para las mujeres entre 20 y 24:

Peso ideal mínimo para hombres = (21) por (estatura al cuadrado)

Peso ideal mínimo para mujeres= (20) por (estatura al cuadrado)

Peso ideal máximo para hombres (25) por (estatura al cuadrado)

Peso ideal máximo para mujeres (24) por (estatura al cuadrado)

Ejemplo:

Una mujer que pesa 72 kilos y mide 1.60 metros de estatura tendrá el siguiente IMC:

$72 \div (1.60)^2 = 72 \div 2.56 = 28.125$

Cae en el rango de **obesidad**.

El peso ideal mínimo para una mujer (delgada) con esa estatura sería:

$20 \times (1.60)^2 = 20 \times 2.56 = 51.2$ kg.

Su peso ideal máximo (si fuera una mujer robusta):

$24 \times (1.60)^2 = 25 \times 2.6896 = 61.44$ kg.

Como la mujer del ejemplo pesa 72 kilos, para lograr su peso ideal debería bajar al menos 11 kilos.

- Es importante destacar que son admisibles ligeras variaciones a los números anteriores, dependiendo del sexo, la edad, la actividad física y la complexión o genotipo de la persona. También es necesario aclarar que los músculos y los huesos de dos individuos pueden tener diferente densidad (y peso). Muchos deportistas musculosos podrían tener un IMC alto, sin que tengan sobrepeso.

MEDIDAS PARA EVITAR RECAÍDAS

- Los TCA, suelen ser reincidentes. Nadie se cura para siempre de anorexia o bulimia. Existe el riesgo latente de que la enfermedad regrese, sobre todo en etapas de crisis.
- Cuando el estrés aumenta, lo hacen también las probabilidades de volver a caer. Por ello es necesario tomar medidas:

Éstas son algunas:

1. En momentos difíciles renueva tu atención en hacer 4 o 5 comidas balanceadas al día, sin saltarte ninguna.
2. Decide lo que vas a comer y en dónde, con anticipación. De ser posible escríbelo en tu planeación anticipada del día.
3. Evita pesarte.
4. Evita bufetes o fiestas en las que otras personas se den atracones. Tú no puedes permitirte ni una sola vez caer de nuevo en la misma conducta.
5. Pide a la carta con inteligencia y termínate el plato.
6. Llena tu día de actividades gratificantes y bien planeadas; evita los tiempos libres.
7. Una vez iniciado un tratamiento de tipo religioso, debes continuar con él de forma indefinida, asistiendo a reuniones, retiros, cursos, y convirtiéndote en líder espiritual de otras personas.
8. Invita a tus familiares a que tomen terapia contigo. (En los casos de personas con TCA que viven situaciones difíciles en su casa, es indispensable que toda la familia realice un cambio de fondo).

BIBLIOGRAFÍA

Amigo Vázquez, Isaac, *La delgadez imposible*, Paidós, Argentina, 2001.

American Psychiatric Association, DSM IV, *Manual diagnóstico y estadístico de los trastornos mentales*, 2000.

Apostolides, Marianne, *Vencer la anorexia y la bulimia*, España, Urano, 1999.

Gáfaro, Alejandra, *Anorexia y bulimia*, Colombia, Norma, 2001.

González, Paloma, *Lo que nunca te han contado sobre la anorexia nerviosa*, España, Tilde, 2002.

Guelar, Diana, Eduardo Figueroa y Rosina Crispo, *Anorexia y bulimia; lo que hay que saber*. España, Gedisa, 1996.

Herscovici, Cecile Rausch, *Anorexia nerviosa y bulimia*, Paidós, Argentina, 2002.

Manual Merck de diagnóstico y terapéutica, España, Mosby / Doyma Libros, 1996.

Shelley, Rosemary *Anorexia*, México, Trillas, 2000.

Trattner, Roberta Sherman y Ron A. Thompson, *Bulimia*, Trillas, México, 1999.

TERCERA PARTE

GUÍA DE ESTUDIO

Herramientas para profesores y alumnos de las materias:
- —Lengua y literatura
- —Redacción
- —Métodos de investigación
- —Orientación Educativa
- —Biología
- —Ciencias de la Salud
- —Otras relacionadas

ANÁLISIS LITERARIO DE LA NOVELA

1. DATOS GENERALES

Título:

_____

Editorial:

_____

Lugar y fecha de edición:

_____

Nombre del autor:

_____

Datos biográficos del autor:

_____

_____

_____

_____

Producción literaria del autor:

_____

_____

_____

_____

2. ANÁLISIS DE FORMA

Género y subgénero literario:

_____

Estructura (número de páginas, capítulos, partes):

_____

_____

Vocabulario (haz una lista de al menos 20 palabras poco usuales empleadas en el libro, con sus definiciones):

_____

_____

_____

_____

_____

_____

_____

_____

_____

_____

_____

_____

_____

_____

_____

_____

_____

_____

Tiempo narrativo (cuánto tiempo transcurre en la vida de los personajes):

_____

Espacio narrativo (describe el entorno ambiental y la época en el que se desarrolla la novela):

_____

_____

_____

_____

_____

Narrador (escrito en primera o tercera persona, en presente o pasado):

_____

_____

Personajes principales:

_____

_____

_____

Personajes secundarios:

_____

_____

_____

Personajes ambientales:

_____

_____

3. ANÁLISIS DE FONDO

Tema del libro:

_____

_____

Perfil psicológico de los personajes principales:

_____

_____

_____

_____

_____

_____

Argumento del libro:

_____

_____

_____

_____

_____

_____

_____

_____

_____

_____

_____

_____

_____

Mensaje del libro:

_____

_____

_____

_____

_____

_____

_____

Valores que trata:

_____

_____

_____

_____

_____

Conclusiones y opinión sobre el libro:

_____

_____

_____

_____

_____

_____

_____

_____

_____

_____

EJERCICIOS DE REDACCIÓN

Con apoyo de la novela:

1. Lee los tres primeros párrafos del capítulo uno. Redáctalos nuevamente usando sinónimos. Asegúrate que el resultado final tenga el mismo mensaje pero con otras palabras.

2. Con un lápiz, marca dos párrafos que tengan UNA DESCRIPCIÓN, dos párrafos con UNA NARRACIÓN y dos páginas con UN DIÁLOGO. ¿Qué páginas marcaste?

_____

3. En el sueño descrito al inicio del capítulo 11 halla las siguientes figuras literarias:

Símil (frase que muestra una comparación; usa la palabra "como"; ej.: "Sus ojos eran azules como el mar").

_____
_____
_____
_____
_____

Metáfora (es una comparación más natural y poética, en la que no se usa la palabra "como"; ej.: "De su cabeza caía una cascada de hilos dorados"; "las perlas de la vida").

_____
_____

Hipérbole (figura que consiste en aumentar o disminuir excesivamente aquello de que se habla; ej. "Todo el mundo sabía de su fracaso").

Hipérbaton (oración en la que se ha modificado el orden lógico de las palabras; ej.: "En un automóvil rojo llegaron los invitados").

Anáfora (repetición de la misma palabra o frase al comenzar diferentes oraciones. ej.: "El aire sopla. El aire golpea. El aire me aterra").

Prosopopeya (dar a seres sin vida cualidades de los seres con vida; ej.: "Los vasos de la vitrina estaban aburridos").

Epíteto (adjetivo que refuerza una cualidad obvia del sustantivo, puede ir invertido en el orden natural; ej. "la blanca nieve, la negra noche").

LECTURA DE VELOCIDAD Y COMPRENSIÓN

Con apoyo de la novela:

Lee cada capítulo completo tomando el tiempo. Procura leer lo más rápido que puedas, pero comprendiendo. Determina cuál es tu velocidad de lectura (usando la siguiente fórmula) y observa tu progreso.

$$V = \frac{N}{T}$$

V = velocidad en palabras por minuto.
N = número de palabras contenidas en el capítulo.
T = Tiempo; con los segundos en décimas (dividiéndolos entre 60).

Ejemplo.

Si tardaras 5 minutos y 45 segundos en leer un capítulo que tiene 1145 palabras, tu cálculo sería éste:

1. Convirtiendo los segundos a décimas: **45 ÷ 60 = 0.75**
2. Determinando el tiempo T = **5.75**
3. Dividiendo N (número de palabras leídas) 1145, entre el tiempo 5.75.

$$V = \frac{1145}{5.75} = 198 \quad \textit{palabras por minuto}$$

Para hacer el cálculo de tu progreso en lectura de velocidad, toma en cuenta que cada capítulo tiene el siguiente número de palabras.

Capítulo 1: **1374**   Capítulo 2: **1200**   Capítulo 3: **1651**
Capítulo 4: **1568**   Capítulo 5: **1384**   Capítulo 6: **1890**
Capítulo 7: **1765**   Capítulo 8: **1310**   Capítulo 9: **1822**
Capítulo 10: **1263**   Capítulo 11: **1764**   Capítulo 12: **1784**
Capítulo 13: **2300**   Capítulo 14: **1374**   Capítulo 15: **1107**

CONOCIMIENTOS OBTENIDOS DEL ENSAYO

Contesta en un cuaderno las siguientes preguntas de contenido.

1. ¿Por qué se dice que nadie está exento de adquirir un TCA?
2. ¿Qué es comer de forma normal?
3. ¿Qué es comer de forma anormal?
4. ¿Cuáles son los grupos de alimentos que debemos comer de manera equilibrada?
5. ¿Cuál es la diferencia entre las proteínas y los carbohidratos?
6. ¿Cuál es tu IMC y para qué sirve saberlo?
7. ¿Por qué la conducta vegetariana no se considera anormal?
8. ¿Cuáles son los TCA?
9. ¿Cuál es la definición de *anorexia*?
10. ¿Cuál es la definición de *bulimia*?
11. Explica los tipos de anorexia.
12. Explica los tipos de bulimia.
13. Explica las etapas de la anorexia.
14. Explica las etapas de la bulimia.

15. ¿En qué se diferencia la anorexia purgativa de la bulimia vomitiva?
16. ¿En qué se diferencia la anorexia restrictiva de la bulimia no vomitiva?
17. Anota 5 similitudes y 5 diferencias entre la anorexia y la bulimia.
18. ¿Qué significa "factor de predisposición"?
19. Escribe los factores de predisposición que consideres más importantes para un TCA.
20. Los TCA afectan sobre todo a mujeres jóvenes de nivel socioeconómico medio y alto. ¿Cuál piensas que sea la causa de esto?
21. ¿Qué opinas de las páginas web pro TCA?
22. ¿En qué consisten las terapias de recuperación de un TCA?
23. ¿Qué medidas de prevención debemos tomar para evitar un TCA?
24. ¿Qué recomiendas a alguien que sufrió un TCA para evitar que vuelva a padecerlo?
25. Según los datos de la novela, ¿qué enfermedad padeció Bibiana?

Este libro se imprimió en junio de 2015 en
los talleres de Litográfica Ingramex, S.A. de C.V.
Centeno 162-1, Col. Granjas Esmeralda, México D.F. C.P. 09810
ESD 2e-74-6-M-10-06-15